Kinderwunschreisen

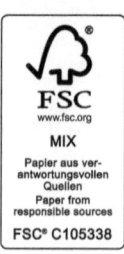

Bibliografische Information der Deutschen Nationalbibliothek: Die Deutsche Nationalbibliothek verzeichnet diese Publikation in der Deutschen Nationalbibliografie; detaillierte bibliografische Daten sind im Internet über http://dnb.dnb.de abrufbar.

Herstellung und Verlag: BoD – Books on Demand, Norderstedt

ISBN: 9783759712844

Anja Albert

Kinderwunschreisen

24 Erfahrungsberichte

Text: Anja Albert

Coverbild: Saskia Lackner

Illustrationen: Saskia Lackner nach Ideen von Anja Albert

Trenngrafiken: www.pixabay.com

Umschlaggestaltung, Layout, Lektorat, Satz und

Endkorrektur: Frau Walbach

Überblick

Vorwort

Ungewollt kinderlos. Künstliche Befruchtung. Sternenkinder. Dies sind Themen, die in der heutigen Gesellschaft noch überwiegend ein Tabu sind. Aber warum ist das so? Wollen die Paare nicht über ihr Schicksal sprechen? Mitnichten. Viele von ihnen wollen ihre Geschichte teilen, um die Menschen für diese Themen zu sensibilisieren. Jedoch sind sie oft unsicher, ob es andere überhaupt wissen wollen. Schließlich sind es nicht nur positive Erlebnisse. Die Kinderwunschzeit ist die wohl emotionalste Phase in einer Beziehung beziehungsweise im Leben jedes Menschen, der eigene Kinder möchte. Vor allem wenn der Kinderwunsch unerfüllt bleibt. Es ist ein Wechsel zwischen Hoffnung und Enttäuschung. Manchmal folgt auf die Freude über eine Schwangerschaft die Trauer wegen einer Fehlgeburt. Es ist keine einfache Zeit und jedes Paar, das diesen steinigen Weg gehen muss, hat unseren Respekt verdient.

Auf den nachfolgenden Seiten teilen starke Menschen ihre Geschichte mit uns. Sie nehmen uns mit auf ihre Reise durch die Kinderwunschzeit mit all ihren Höhen und Tiefen. Sie zeigen, wie schwer auch der Weg ist, es geht immer irgendwie weiter.

Hinweis:
In den Geschichten kommen verschiedene Fachbegriffe vor. Eine Erklärung dieser Begriffe ist im Kapitel *(Nicht) In einem Satz erklärt* zu finden.

Wenn das Wunschkind
auf sich warten lässt

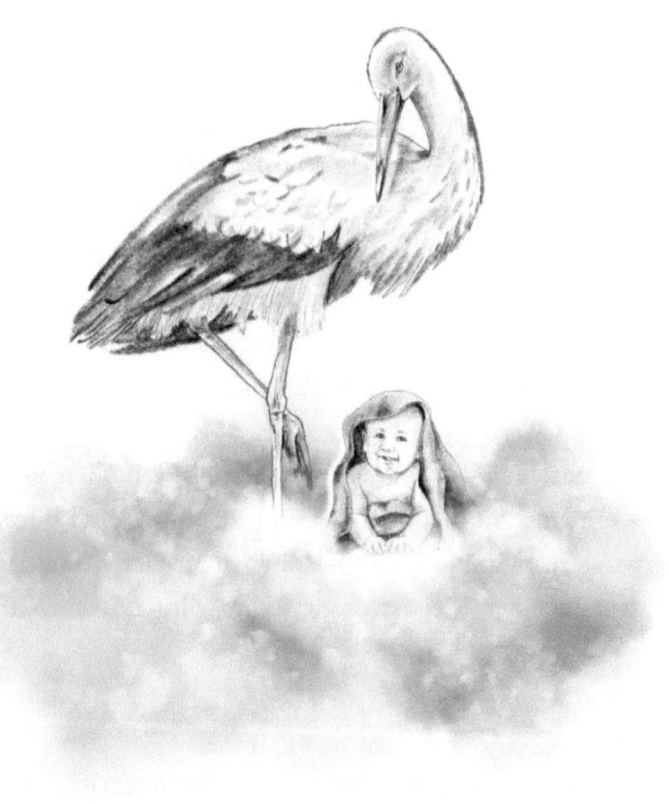

Wenn das Wunschkind auf sich warten lässt

Ein Kind gehört für viele Menschen zum Lebensglück dazu. Als junger Mensch denkt man, es ist leicht, schwanger zu werden. Das ist es jedoch meistens nicht. Bei einigen Paaren bleibt der Kinderwunsch lange Zeit unerfüllt. Laut Statistik ist jedes zehnte Paar zwischen fünfundzwanzig und neunundfünfzig Jahren in Deutschland ungewollt kinderlos (Tendenz steigend). Nicht selten sind sie dann auf medizinische Unterstützung angewiesen. Diese reicht von der Gabe von Hormonpräparaten bis zu einer künstlichen Befruchtung. Das ist nicht nur eine finanzielle Belastung, sondern gerade für die Frauen körperlich beziehungsweise psychisch anstrengend. Jeden Monat hoffen und bangen, nur um dann wieder enttäuscht zu werden. Es ist eine Gefühlsachterbahn und das oft über Monate oder sogar Jahre. Wenn der Kinderwunsch sehr stark ausgeprägt ist, nehmen die Paare alles auf sich. Manche von ihnen fahren ins Ausland, um dort eine künstliche Befruchtung durchführen zu lassen. Es ist oft preiswerter und es gibt mehr Möglichkeiten (zum Beispiel Embryonenspende oder Leihmütter). Die Meisten werden für ihre Stärke und ihr Durchhaltevermögen belohnt und dürfen schlussendlich ihr Wunder in den Armen halten.

„Die Herausforderung besteht darin,
nie die Hoffnung zu verlieren."

Die Geschichte von Kerstin und Dominik

Kurz nach unserem Kennenlernen vor sechs Jahren äußerte Dominik den Verdacht, keine Kinder zeugen zu können. Wir haben das untersuchen lassen und das Ergebnis bekommen, dass alles okay ist. Also haben wir, bis zum Entschluss zu heiraten, verhütet. Als wir verlobt waren, ließen wir die Verhütung weg. Es war klar, wenn bis zur Hochzeit nichts passiert, suchen wir uns Hilfe. Es passierte nichts. Da heirateten wir im August und am Montag darauf war unser erster Termin in der Kinderwunschklinik. Dies war der Beginn unserer Kinderwunschreise (vor ziemlich genau vier Jahren). Nach einem Gespräch wurden auch verschiedene Untersuchungen gemacht, unter anderem auch ein weiteres Spermiogramm. Wir bekamen eine ganz andere Aussage als vor zwei Jahren. Das Spermiogramm war mehr als schlecht und ich war schon vierzig Jahre alt. Das hieß, wir mussten alle Behandlungen selber zahlen. Nach dieser schlechten Nachricht machte sich Dominik dann erstmal schlau und fand eine Krankenkasse, die uns noch etwas unterstützen konnte. Wir wechselten die Kasse und mussten drei Monate warten, bis der Wechsel vollzogen war. Wir versuchten, uns mit Vitaminen bestmöglich vorzubereiten und haben dahin gefiebert. Für mich war immer klar, dass wir nur diesen einen Versuch brauchen, da es ja an „ihm“ lag und bei mir trotz der Vierzig alles okay war und ich ja schon Kinder hatte. Die Medikamente bestellten wir auf Rat der Klinik in Frankreich. Dort ist es viel günstiger als bei uns. Alles klappte gut und das gekühlte Paket kam pünktlich an. Der Tag, an dem die Stimulation begann, war da und alles war super aufregend. Zwischendurch musste ich zum Ultraschall, um zu sehen, wie die Eibläschen sich entwickeln. Dann wurde der Tag der Entnahme festgelegt. Sechsunddreißig Stunden vor der

Entnahme musste ich mir die Auslösespritze setzen. Da zerbrach das erste Mal die Welt für mich, als mir diese Spritze kaputt ging, weil sie mir vor Aufregung aus der Hand rutschte. Das war ein Schock. Es war schließlich nach 22 Uhr. Woher eine neue nehmen? Ich rief meine Freundin an. Sie hatte auch schon alles mitgemacht, aber sie hatte auch keine Spritze mehr. Schließlich wählten wir die Notfallnummer der Klinik und versuchten mit dem Arzt, eine neue zu organisieren, was nicht klappte. Also sind wir am nächsten Morgen zur Klinik gefahren und holten ein Rezept ab. Ich besorgte mir sofort eine neue Spritze und setzte sie gleich.

Am Tag der Entnahme kam die nächste schlechte Nachricht. Wir hatten keine gute Ausbeute und wahrscheinlich nur zwei brauchbare Eizellen. Wir sollten uns am nächsten Tag telefonisch melden. Es war furchtbar, so lange warten zu müssen. Die schlechten Nachrichten hörten nicht auf. Als wir anriefen, hieß es, es hat keine Befruchtung stattgefunden. Ich war sehr traurig. Dominik war eher gefasst und sagte sofort, dass wir beim nächsten Versuch nach Tschechien gehen, da es dort günstiger ist. Ich fand es positiv, dass er nicht komplett aufgab. Ich hoffte, dass es beim nächsten Versuch klappte. Als die nächstgelegene Klinik gefunden war und der erste Kontakt stand, bekamen wir dort einen Termin zum Vorstellen. Okay, das war die erste Fahrt nach Tschechien von insgesamt elf. Denn in dieser Klinik machten wir vier Versuche. Alle waren ohne Erfolg. Sogar einer, in dem wir die Hälfte meiner Eizellen mit Spendersamen befruchten ließen, um zu sehen, ob die Entwicklung dann besser ist. War dann jedoch auch nicht so. Immerhin wussten wir dann, dass es nicht nur das Sperma sondern auch die Eizellen waren. Vierzig ist halt keine Zwanzig. Mittlerweile war ich auch schon zweiundvierzig Jahre alt und gefühlt hatte ich nicht mehr ewig Zeit. Eines habe ich in diesen fünf Behandlungen gelernt, und das war Geduld, denn ohne verzweifelt man.

Wir beschlossen, eine Eizellspende zu machen. Unsere Klinik hatte lange Wartezeiten und es war keine Auswahl der Spenderin möglich. Wir hätten schon gerne Augen- und Haarfarbe bestimmt. So kam es, dass wir die Klinik innerhalb von Tschechien gewechselt haben. Der erste Kontakt lief über ein Skype-Gespräch. Das war sehr angenehm und wir fühlten uns wohl. Uns riet der Arzt jedoch, noch einen Versuch mit meinen Eizellen zu probieren, da er dachte, dass es klappen kann. Okay, gut, dachten wir, auf den einen kommt es auch nicht mehr an. Fast die gleiche Prozedur, die wir bereits kannten und, wer hätte es gedacht, wir konnten elf Eizellen entnehmen, die zum Befruchten brauchbar waren. Sieben davon waren tatsächlich am nächsten Tag befruchtet. Wir waren sehr glücklich. Als ich dann fünf Tage später mit meiner großen Tochter zum Transfer gefahren bin, waren wir guter Dinge. Wir bekamen die Nachricht, dass es tatsächlich zwei bis Tag Fünf geschafft hatten. Da ich ja am liebsten Zwillinge gehabt hätte, entschied ich mich gegen den Rat der Ärzte und ließ beide einsetzen. Danach gingen wir als Mutter-Tochter-Gespann und den Minibewohnern in meinem Bauch, die sich hoffentlich einnisteten, zum Juwelier neben der Klinik und suchten uns jede einen Glücksbringer aus. Das heißt natürlich drei Stück. Der Dritte war ein kleiner Kreuzanhänger, den ich erstmal bei mir an die Kette machte.

Dominik und ich waren mit meinen Schwiegereltern am darauffolgenden Wochenende in Hamburg. Sonntagabend machte ich einen Schwangerschaftstest und was soll ich sagen: Er war positiv. Eine hatte sich tatsächlich eingenistet und alles war bis zum Schluss gut gegangen. Wir durften unser absolutes Wunschkind in den Händen halten und sind so unglaublich dankbar für dieses Wunder. Die Strapazen sehen wir nicht mehr als diese an. Wenn es nicht so lange gedauert hätte, wäre dieses zauberhafte, unsagbar schöne Wesen niemals bei uns gelandet.

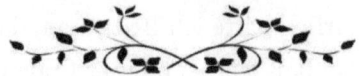

Die Geschichte von Anja und Marc

Für mich stand schon früh fest, dass ich mal eigene Kinder möchte. Ein Leben ohne konnte ich mir nie vorstellen. Doch der Weg dahin war nicht gerade einfach. Als ich 2015 die Pille absetzte, blieb meine Periode plötzlich aus. Nach einer Blutkontrolle stand der Verdacht von PCO-Syndrom im Raum. Dieser wurde dann bei einem Ultraschall bestätigt. Meine Eierstöcke waren voller Bläschen und sahen für mich aus wie ein Schweizer Käse. Ich war total geschockt. Meine Frauenärztin, eine sehr direkte Person, schickte mich zum Diabetologen, um die Insulinresistenz zu überprüfen. Außerdem gab sie mir noch auf den Weg mit, dass ich abnehmen soll, weil ich sonst keine Kinder bekommen könnte. Es war wie ein Schlag ins Gesicht, vor allem weil ich nur leichtes Übergewicht hatte. Ich saß im Auto und weinte. Ich konnte es nicht fassen. Eine Woche später hatte ich den Termin beim Diabetologen. Es wurde ein großer Zuckertest gemacht. Laut Arzt war mein Nüchternblutzucker grenzwertig, aber kein Anzeichen für eine Insulinresistenz. Trotzdem verschrieb er mir Metformin, welches als Off-Label-Produkt bei PCOS angewendet wird. Nach nicht mal einem halben Jahr hatte ich einen regelmäßigen Zyklus mit Eisprung und bläschenfreie Eierstöcke.

Ich war überglücklich, dass es so schnell zum Erfolg geführt hatte. Endlich konnte ich positiv an den Kinderwunsch rangehen.

2018 lernte ich Marc kennen. Für uns stand von Anfang an fest, dass wir ein gemeinsames Kind haben wollen. Also starteten wir im Sommer 2019 die Familienplanung. Doch es wollte nicht so recht klappen. Natürlich hatte ich Bedenken, dass das PCOS wieder zurück war. Also ließ ich bei meiner Frauenärztin einen Ultraschall machen. Die Eierstöcke waren vollkommen in Ordnung, aber dafür befand sich eine Schokoladenzyste in meiner Gebärmutter. Es bestand der Verdacht auf Endometriose. Wieder fiel ich in ein tiefes Loch. Warum ich? Ich hatte doch schon eine gynäkologische Erkrankung. Ich wurde zu einem Spezialisten geschickt, der eine Bauchspiegelung mit Eileiterdurchlässigkeitsprüfung machte. Bei dieser Operation wurden die Zyste und kleine Endometrioseherde im Bauchraum entfernt. Die einzig positive Nachricht war, dass meine Eileiter frei waren. Laut Arzt sollte nun einer Schwangerschaft nichts mehr im Wege stehen. Jedoch klappte es weiterhin nicht. So entschlossen wir im Sommer 2020, uns in die Hände einer Kinderwunschpraxis zu begeben. Dort wurden erstmal wieder Untersuchungen gemacht. Bei mir wurden der Hormonstatus und die Gebärmutter überprüft. Bei Marc wurde ein Spermiogramm gemacht. Ich rechnete mit dem Schlimmsten. Die Ergebnisse waren jedoch überraschend positiv. Es gab bei uns beiden keine Auffälligkeiten. Die Ärztin konnte sich auch nicht erklären, warum es bei uns auf dem natürlichen Weg nicht klappen wollte. Sie hatte den Verdacht, dass die Konsistenz meines Zervixschleimes die Beweglichkeit der Spermien beeinträchtigen könnte. Deswegen schlug sie uns die einfachste Form der künstlichen Befruchtung vor – eine Intrauterine Insemination (IUI). Dabei wird das aufgearbeitete Sperma mittels eines Katheters in die Gebärmutter nahe der Eileiter befördert. Ich steckte all meine Hoffnung in diese Methode. Ich musste doch auch mal Glück haben. Ich wusste natürlich, dass die Chance nicht viel höher als bei der natürlichen Befruchtung war. Trotzdem macht man sich immer große Hoffnungen. Als die erste IUI nicht zur Schwangerschaft führte, war ich natürlich wieder sehr niedergeschlagen. Tränen waren meine ständigen Begleiter in der Kinderwunschzeit. Beim zweiten Versuch lenkte ich mich mit einem neuen Projekt ab, um mich nicht verrückt zu machen. Als dann am Ende des Zyklus meine Vorboten der Periode ausblieben, traute ich mich, einen Schwangerschaftstest zu machen. Ich konnte es nicht fassen – er war positiv. Die nächsten zwei Tage testete ich weiter. Ich benutzte verschiedene Hersteller. Es war wie in einem Traum. Ich konnte es nicht glauben. Wir waren schwanger. Ich erzählte Marc die tolle Nachricht und er freute sich sehr. Ein paar Tage später wurde die Schwangerschaft von der Kinderwunschklinik bestätigt. Das Schwangerschaftshormon verdoppelte sich sehr gut und die Schwangerschaft blieb intakt. Natürlich hatte ich die ganze Schwangerschaft Angst, dass irgendwas passieren könnte. Aber diesmal meinte es das Schicksal gut mit uns und im Juli 2021 kam unsere Tochter gesund auf die Welt.

Wir sind mit unserem wundervollen Wunschkind überglücklich. Wir sind sehr dankbar dafür, dass es bei uns so schnell geklappt hat. Wir wissen, dass es nicht selbstverständlich ist. Diesen Gedanken sollten jede Eltern, die ohne Hilfe und in einem angemessenen Zeitraum schwanger geworden sind, im Hinterkopf behalten.

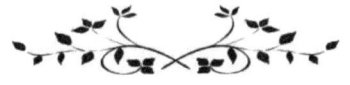

Die Geschichte von Lena und Simon

Im September 2019 nach einem zweiwöchigen Hilfseinsatz in einem Waisenhaus in Rumänien kam bei mir der Kinderwunsch auf. Vielleicht würde es ja bald klappen, dachte ich mir. Mir war aber auch bewusst, dass es nach einer Chlamydieninfektion 2010, die bis zu meinen Eileitern gekommen war, zu eventuellen Schwierigkeiten kommen könnte. Meines Wissens war der rechte Eileiter durch die Infektion verklebt gewesen. Die Ärzte konnten die Verklebungen aber größtenteils lösen. Also probierten wir einfach, in der Hoffnung, dass meine Eileiter alles durchlassen würden.

Im Dezember 2019 nach einem positiven Schwangerschaftstest bekamen wir die Diagnose einer Eileiterschwangerschaft auf der rechten Seite. Noch am selben Abend des Frauenarztbesuchs lag ich im OP. Das Herz schlug bereits und der Fötus hatte einige Zentimeter erreicht. Es konnte jederzeit dazu kommen, dass mein Eileiter platzte. Das wäre dann sehr gefährlich geworden. Man musste schnell handeln. Simon und ich waren sehr traurig. Weihnachten 2019 war für uns nicht schön und eine drei- bis sechsmonatige Pause der Heilung für einen weiteren Versuch fiel uns nicht leicht. Der Kinderwunsch wurde ja nicht weniger, sondern eher größer.

März 2020 hatten wir einen schönen Urlaub auf Barbados. Es tat uns gut, mal auf andere Gedanken zu kommen.

Ab Mai starteten wir mit vier Monaten Zyklusmonitoring bei meiner Frauenärztin, um zu schauen, auf welcher Seite ich meinen Eisprung hatte. Drei der vier Monate war der Eisprung auf der rechten Seite im Eierstock zu sehen. Das war sehr ernüchternd, da ja rechts der Eileiter nicht mehr gut zu sein schien. Daher entschlossen wir uns im September für eine Eileiterdurchgängigkeitsprüfung, um nochmal Gewissheit zu haben. Hierbei wird eingefärbte Flüssigkeit unter Vollnarkose von oben durch die Eileiter geschickt. Dabei kommt es zu drei kleinen Schnitten auf der Bauchdecke. Ergebnis: Der rechte Eileiter wurde direkt entnommen, nicht mehr zu gebrauchen. „Hiermit gewinnen sie keinen Blumentopf mehr", so mein operierender Arzt. Der linke Eileiter war auch nur schwer durchlässig. Da wussten wir wenigstens, woran wir waren. Sollten wir es nochmal auf natürlichem Wege probieren, gab es also ein erneutes Risiko für eine Eileiterschwangerschaft.

Nochmal wollte ich das nicht durchmachen. Zu wissen, dass man schwanger ist, aber das Baby nicht überleben kann. Das tat einfach zu sehr weh. Daher entschlossen wir uns, im Kinderwunschzentrum weiterzumachen. Im Oktober war dann die erste IVF, eine künstliche Befruchtung. Im November war direkt die zweite IVF. Jeweils zwei befruchtete Eizellen wurden mir eingesetzt. Leider nistete sich bei den ersten beiden Versuchen nichts in der Gebärmutter ein und der Test blieb negativ.

Bei einer IVF muss man sich bis zum Eisprung Hormone spritzen. Dies führt dazu, dass sich mehrere Follikel in den Eierstöcken bilden, die nachher gegebenenfalls befruchtet werden können. Der Eisprung wird mit einer bestimmten Spritze ausgelöst. Dann werden die Eizellen unter Vollnarkose entnommen und im Reagenzglas mit den Spermien zusammengebracht. Dort suchen sich einige Spermien ihren Weg und es wird geschaut, wie viele befruchtete Eizellen sich am dritten Tag nach der Entnahme entwickelt haben. Sind es mehrere, so gibt es die Möglichkeit, auf eigene Kosten, die bereits befruchteten Eizellen im Reagenzglas zu lassen und bis Tag Fünf zu warten. Jetzt werden, je nach Wunsch, ein bis zwei der besten befruchteten Eizellen wieder eingesetzt. Dieser Vorgang passiert ohne Narkose und tut auch nicht weh. Verbleiben dann noch befruchtete Eizellen, können diese eingefroren, nach Wunsch aufgetaut und eingesetzt werden. Das ist leider mit weiteren Kosten verbunden.

Leider war auch der Jahresabschluss 2020 keine schöne und einfache Zeit für uns. Wir wurden spontan von unseren Nachbarn mit in ihr Haus an der Nordsee eingeladen. Wir verbrachten zusammen mit ihnen und ihren fünf Kindern Silvester an der See. Das tat uns sehr gut. Einfach mal rauskommen, was anderes sehen. So konnten wir das alte Jahr wenigstens entspannt und in schöner Atmosphäre abschließen. Besonders in diesen Monaten fiel es mir schwer, andere Schwangere zu sehen und mit den werdenden Eltern ihre Freude zu teilen. Zum Eigenschutz stellte ich die Kontakte in dieser Zeit zu einigen guten Freundinnen ein. Auch wenn es wehtat. Ich hatte dafür keine Kraft.

Da ich beide IVF-Versuche ohne Nebenwirkungen gut vertrug, entschied ich mich, im Januar 2021 weiterzumachen. Ein neues Jahr, jetzt sollte es doch bald klappen, dachte ich mir. Ein Gespräch mit meiner Ärztin ergab, dass es noch einige weitere Untersuchungen gab, die man machen könnte, bevor wir in den dritten Versuch starten würden.

Im Januar ging ich dann zu einer Gebärmutterspiegelung in eine Frauenarztpraxis. Ein ambulanter Eingriff mit Vollnarkose, jedoch ohne Schmerzen oder Einschränkungen im Nachhinein. Ergebnis: Erhöhte Anzahl natürlicher Killerzellen in der Gebärmutter. Vielleicht ein Grund, warum sich die befruchteten Eizellen nicht einnisten konnten. Zudem schlug mir meine Ärztin im Kinderwunschzentrum vor, eine weitere Spritze zu nehmen: Fragmin, auch als Blutverdünner bekannt. Es gab wohl Frauen, die Schwierigkeiten hatten, schwanger zu werden, und die nach einem Krankenhausaufenthalt und damit verbundener Blutverdünnungsspritze, zur Vorbeugung gegen eine Thrombose, danach leichter schwanger wurden. Die Diagnose der erhöhten Anzahl von Killerzellen wurde im Kinderwunschzentrum ernst genommen und mit einer Intralipid-Infusion behandelt. Ab dem Zeitpunkt der Entnahme war die Infusion alle vierzehn Tage notwendig und sollte sich etwas einnisten bis zum dritten Monat. Außerdem wechselte die Ärztin nach einem erneuten Blick auf das Spermiogramm von einer IVF auf eine ICSI. Hierbei suchen sich nicht die Spermien selbst ihren Weg zur Eizelle, sondern es werden unter dem Mikroskop die besten Spermien in die Eizellen eingeführt.

Anfang März hatte ich dann eine Überstimulation mit Flüssigkeit im Körper und stark vergrößerten Eierstöcken. Nach zwei Nächten im Krankenhaus entließ ich mich auf eigenen Wunsch und bekam es mit fast ausschließlich proteinhaltiger Kost innerhalb einer Woche wieder in den Griff. Da mir unsere Ärztin im Kinderwunschzentrum sagte, dass eine Überstimulation oft ein gutes Zeichen sei, konnte ich es kaum erwarten. Und so war es dann auch. Wenige Tage später erhielten wir den Anruf, dass der Bluttest positiv sei und wir schwanger sind. Wir konnten es kaum glauben und weinten vor Freude und Erleichterung. Im Laufe der Schwangerschaft erfuhren wir dann noch, dass wir doppeltes Glück erwarteten.

Im Oktober durften wir dann unsere Wunder in den Armen halten. Es war und ist ein unbeschreiblich schönes Gefühl. Wir sind der Medizin sehr dankbar und besonders unserer Ärztin, die an uns geglaubt, mich immer wieder aufgebaut und mir neuen Mut gemacht hat.

Wir waren so dankbar, so dankbar für alle Freunde, die an uns gedacht und für uns gebetet haben. Ohne unseren Glauben und die Kraft, die wir im Gebet und durch Gott schöpfen konnten, können wir uns nicht vorstellen, diesen Weg gegangen zu sein. Es kamen aber auch so oft Zweifel auf, Fragen an Gott, warum es so lange dauern sollte, warum genau wir das durchmachen müssen. Letztendlich hat es unseren Glauben gestärkt. Gott hat uns ja nicht versprochen, dass der Weg mit ihm einfach sein wird, aber dass er den Weg mit uns geht und uns trägt. Gott tut Wunder, auch noch heute.

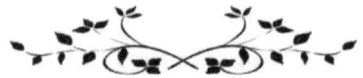

Die Geschichte von Silvia

Meine Kinderwunschreise begann offiziell im Oktober 2019, in Wahrheit jedoch schon viel früher. Für mich war immer klar, dass ich Kinder haben möchte. Als Mädchen hatte ich immer gesagt, dass es vier sein sollen. In meinen Vorstellungen hatte ich mit fünfundzwanzig Jahren den richtigen Mann fürs Leben gefunden, wir würden gemeinsam ein Haus bauen und Kinder bekommen. Aber das Leben schert sich oft recht wenig um die Wünsche des Einzelnen. Es kommt dann doch ganz anders. Heute bin ich neununddreißig Jahre alt und ich hatte leider bisher nicht das Glück, den passenden Mann zu finden. Das Haus baute ich alleine und der Kinderwunsch blieb lange Zeit unerfüllt.

Nach langer Zeit der Recherche, vielen Überlegungen und Gesprächen beschloss ich im Herbst 2019, meine Kinderwunschreise als alleinstehende Frau zu beginnen. Ich weiß, dass dieses

Thema teilweise sehr kritisch gesehen wird. Ich denke aber auch, dass sich kaum jemand so viele Gedanken darüber macht, ein Kind in die Welt zu setzen, wie jene alleinstehende Frau, die es betrifft. Schaffe ich das alleine? Wie wächst mein Kind ohne einen Vater auf? Tue ich das Richtige? Bin ich nur selbstsüchtig? Ich bin der Meinung, dass es die Liebe ist, die zählt. Mein Kind wird von ganzem Herzen ein Wunschkind sein und unendlich geliebt werden. Meine Familie und Freunde standen von Anfang an zu hundert Prozent hinter mir und so sollte es losgehen.

Ich hatte online gelesen, dass es möglich sei, Samen von einer Samenbank aus Dänemark zur Heiminsemination nach Hause zu bestellen. Also war dies mein erster Schritt. Ich dachte mir, ich kaufe gleich sechs Einheiten und habe so auch noch etwas für ein mögliches Geschwisterkind in petto. Aber so einfach war es nicht und meine Blauäugigkeit wich schnell der Ernüchterung. Es wollte einfach nicht klappen, auch nicht nach sechs Versuchen. Somit beschloss ich im Sommer 2020, zu einer IUI nach Dänemark zu fahren. Hier muss ich dazu sagen, dass ich aus Österreich komme. Bei uns ist es leider nicht erlaubt, eine Kinderwunschbehandlung als alleinstehende Frau in Anspruch zu nehmen. Ich wusste damals auch nicht, dass es diese Möglichkeit in Deutschland gibt. Leider musste ich mir alle Informationen selbst erarbeiten und oft hieß es: „Learning by doing".
Also ging es im Sommer 2020 nach Dänemark. Ich sollte einfach selbst meinen Eisprung messen und am nächsten Tag zur Behandlung kommen. Auch dieser Versuch blieb am Ende unbelohnt. Heute weiß ich, dass die Behandlung im Grunde genommen etwas unprofessionell durchgeführt wurde. Im Vorfeld wurde weder ein Ultraschall gemacht noch jemals Blut abgenommen. Wenig später erfuhr ich dann, dass die Behandlung

von alleinstehenden Frauen in Deutschland grundsätzlich erlaubt sei. Also begann ich verschiedene Kliniken in München zu kontaktieren. Viele davon lehnten jedoch aufgrund der auch dort nicht eindeutig geregelten gesetzlichen Situation ab. Schlussendlich landete ich im Dezember 2020 bei Prof. Dr. Berg im Kinderwunschzentrum A.R.T. Bogenhausen. Er ist meiner Meinung nach ein sehr erfahrener und kompetenter Arzt. Er sagt gerade heraus, was er denkt und so fühlte ich mich immer gut betreut. Ich entschied mich, auch dort noch einmal eine Insemination zu machen. Diesmal jedoch unter deutlich professionelleren Bedingungen. Grundsätzlich hätte nichts dagegen gesprochen, durch eine IUI schwanger zu werden, aber das mit dem „Planen" hatten wir ja schon. Meine Laborwerte waren unauffällig: Eileiter durchgängig, kein PCO oder Endometriose und die Gebärmutter war in Ordnung. Dennoch klappte es auch nach der zweiten IUI in München nicht. Es war mir einfach nicht vergönnt, positiv zu testen.

Mittlerweile wurde die ganze Reise natürlich auch psychisch anstrengend. Ständig befindet man sich zwischen Hoffen und Bangen. Einerseits soll man positiv denken, andererseits hat man Angst davor, sich Hoffnungen zu machen und wieder enttäuscht zu werden. Hinzu kommt dann natürlich auch der finanzielle Aspekt. Als alleinstehende Frau ist man komplett Selbstzahler und Kinderwunschbehandlungen sowie Spendersamen sind nicht gerade billig. Trotz der psychischen und finanziellen Belastung stand für mich fest, dass ich noch nicht aufgeben würde.

Also war der nächste Schritt der Beginn einer IVF im Februar 2021. Ich hatte die Möglichkeit, die Voruntersuchungen dazu bei meinem Gynäkologen in Österreich zu machen. Er unterstützte mich von Herzen auf meinem Weg und ich bin ihm für seine Hilfe sehr dankbar. Zur Punktion der Eizellen und zum Transfer fuhr ich dann nach München. Die Ausbeute der ersten IVF war mit neun Eizellen nicht schlecht. An Tag Fünf bekam ich eine Morula und eine Blastozyste eingesetzt. In meinem Kopf war ich schon schwanger. Doch wieder einmal war ich blauäugig, denn der Test blieb erneut negativ.

Ich konnte es einfach nicht verstehen. Mehr konnte man doch nicht mehr tun. Wenn ich körperlich gesund war, warum wollte es dann einfach nicht klappen? Mit jeder Behandlung wurde der psychische Druck größer und genauso die Ratlosigkeit. Ich war und bin in der glücklichen Lage, Freunde und Familie zu haben, die mich in diesen schweren Zeiten jedes Mal aufgefangen und mir Mut gemacht haben, weiterzumachen und nicht aufzugeben.

Es folgte ein Kryotransfer sowie zwei weitere IVF mit dem gleichen negativen Ergebnis. Mein Gynäkologe riet mir, zusätzlich eine genetische Untersuchung sowie eine Gerinnungsdiagnostik durchführen zu lassen. Ich entschloss mich, ein paar Monate zu pausieren und die Abklärung abzuwarten. Die Pause brauchte ich auch psychisch. Denn in jedem Monat drehte sich alles nur um den Kinderwunsch und der Druck wurde immer größer. Freunde rieten mir, locker zu bleiben, es würde schon irgendwann klappen. Aber das ist unmöglich. Mit jedem erfolglosen Versuch wird man angespannter und verzweifelter. So hatte ich mir meine Kinderwunschreise nicht vorgestellt. Mittlerweile waren bereits mehr als zwei Jahre seit meiner ersten Heiminsemination vergangen und ich hatte noch keinen einzigen positiven Schwangerschaftstest. Dennoch hatte ich in mir das Gefühl, dass körperlich alles in Ordnung war und ich nur nicht aufgeben dürfte.

Nachdem bei meiner Genetik und Gerinnung ein unauffälliger Befund festgestellt wurde, war ich bereit, meinen nächsten Versuch zu starten. Ich versuchte mich, so gut wie möglich, darauf vorzubereiten. Ich machte Akupunktur, nahm chinesische Kräuter, machte Cranio-Sacral-Therapie und Energiebehandlung. Kurzum ich wollte nichts unversucht lassen. Im März 2022 wurde dann ein Kryotransfer am zweiten Tag gemacht. Ich bekam einen Vierzeller und einen Sechszeller eingesetzt. Ich versuchte, wieder positiv zu denken. Körperlich war alles in Ordnung und irgendwann musste es endlich klappen. Und so war es dann auch. Am 27. März 2022 durfte ich nach zweieinhalb Jahren Kinderwunschreise endlich positiv testen. Ich konnte es gar nicht glauben und war überglücklich. Gleichzeitig war ich aber auch besorgt, ob nicht doch noch etwas passieren würde und ich das Baby verlieren könnte. Nach all den Enttäuschungen fiel es schwer, nicht Angst zu haben. Doch mein kleines Wunder war gekommen, um zu bleiben. In der fünften Woche durfte ich den Herzschlag am Ultraschall sehen und es stand fest, dass es ein Baby war. Ich hätte mich auch über Zwillinge sehr gefreut aber genauso über ein Baby.

Natürlich zitterte ich weiter von Woche zu Woche. Für mich war immer klar, dass in einer Schwangerschaft viel passieren kann und es nicht selbstverständlich ist, ein gesundes Baby zur Welt zu bringen.

Während ich dies hier schreibe, bin ich in der vierunddreißigsten Schwangerschaftswoche und habe einen verkürzten Gebärmutterhals. Ich hoffe, noch ein paar Wochen durchzuhalten, damit mein kleines Mädchen noch wachsen und gedeihen kann, bevor ich es in den Armen halten darf. Immer noch kann ich es kaum glauben, dass ich wirklich bald Mutter sein darf und mein größter Wunsch endlich in Erfüllung gehen wird.

In den letzten Jahren habe ich viele Hochs und Tiefs durchgemacht. Es war psychisch, körperlich und finanziell ein sehr steiniger Weg. Dennoch würde ich ihn wieder gehen. Ich wäre jetzt wahrscheinlich weniger naiv und würde wohl gleich mit einer IVF beginnen. Am Ende ist nur das Ergebnis wichtig, die Entstehung eines Wunders.

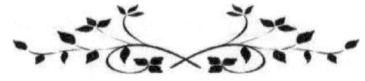

Die Geschichte von Sandra und Stefan

Unsere Geschichte fängt 2013 an. Im April lernten wir uns kennen, anfänglich nur als „Techtelmechtel", bis ich im Oktober an der Wirbelsäule operiert werden musste. Die Operation verlief sehr gut. Am nächsten Tag konnte ich jedoch vor Schmerzen in der Schulter nicht mehr aufstehen und mein Blutdruck war im Keller. Die Ärzte wussten nicht, was ich habe. Deswegen veranlassten sie einen Ultraschall und danach ein MRT. Dabei stellte sich heraus, dass ich eine Eileiterschwangerschaft in der achten oder zehnten Woche (ich konnte das Herz schlagen sehen) hatte. Doch zu diesem Zeitpunkt wollte ich nur leben. Dass der Bauchraum schon voller Blut und der Eileiter zerrissen war, war mir nicht bewusst. Erst als ich von der Intensivstation auf die normale Station kam, wurde es mir gesagt. Da fängt unsere Liebesgeschichte an. Zu diesem Zeitpunkt war aber gar nicht mehr an Kinderwunsch zu denken.

Erst 2015 fingen wir an, an Kinder zudenken. Als nach einein-halb Jahren Probieren nichts passierte, gingen wir den Weg der Kinderwunschklink. So fingen circa 2017/2018 unsere Untersu-chungen an - diverse Blutuntersuchungen, Spermiogramm, Ult-raschall. Alles, was darauf hinweisen könnte, warum es auf na-türlichem Wege nicht funktionierte. Es wurde festgestellt, dass ich PCOS habe und bei Stefan die Spermien nicht alle in Ord-nung sind.

So wurde uns zu einer ICSI geraten, was wir natürlich auch ma-chen wollten. Es wurde ein Plan erstellt. So viele Medikamente und Spritzen - ich hatte echt Angst vor der ersten Spritze. Eine Stunde dauerte es, bis ich sie mir setzen konnte. Dann kam es zur Punktion. Es konnten achtzehn Eizellen entnommen werden und davon schafften es zwei zur Blastozyste. Dann kam der Tag des Einsetzens. Es war ein Kryo-Transfer, weil ich eine Überstimula-tion hatte. Nach vierzehn Tagen Bangen war der Schwanger-schaftstest positiv. Natürlich machte ich ab Tag Drei nach dem Transfer jeden Tag einen Test zu Hause und ab Tag Vier konnte man was erahnen. In der Kinderwunschklinik zu erfahren, dass der erste Versuch geklappt hat, war so unbeschreiblich, dass ich es nicht in Worte fassen kann. Doch ich hatte immer wieder Schmierblutungen. Man beruhigte mich, dass es vorkommen kann. Wieder vierzehn Tage warten, um zu schauen, ob es einen Herzschlag gibt. Aber so weit kam es nicht. Kurz vor dem Ultra-schall hatte ich zuhause eine Fehlgeburt. Es war so schlimm. Ich hatte Wehen. Dann stand ich auf und das Blut rann mir die Beine runter. Im Spital bekam ich dann eine Ausschabung. Kurz vor der Operation weinten wir beide unsere Seele aus. Ein Teil war in uns gestorben.

Nach ein paar Monaten machten wir weiter, weil der Wunsch nach einem Kind so groß war. Wieder klappte es sofort. Wieder war es ein Kryo-Versuch. Wieder gab es einen Herzschlag beim ersten Ultraschall beim Frauenarzt nach der Entlassung aus der Kinderwunschklinik. Wir konnten unser Glück kaum fassen. Es hätte nicht größer sein können. Ich hatte immer wieder Blutungen, aber man sagte mir, das sei normal. Der erste Ultraschall stand an. Ich hatte kein gutes Gefühl und ich sollte rechtbehalten. Es war kein Herzschlag in der zehnten Schwangerschaftswoche zu sehen. Diesmal war ich so wütend auf mich. Warum konnte ich kein Kind behalten? Was ist los mit mir? Wieder erfolgte eine Ausschabung, wieder eine Operation.

Wir wollten so sehr ein Kind. Also wurde wieder eine neue ICSI gemacht und es gab circa achtzehn Eizellen. Diesmal waren es circa fünf bis sechs Blastozysten, aber nichts klappte mehr. Weder ein Frischtransfer, noch ein Kryotransfer. Egal, ob eine Eizelle oder zwei, nichts nistete sich mehr ein. Auch der letzte Versuch scheiterte und mein vierzigster Geburtstag war schon vorbei. Somit waren wir Selbstzahler, wenn wir nochmal starten wollten. Eigentlich wollte ich nicht mehr weiter machen, aber meine Ärzte sagten, wir machen noch einen letzten Versuch. Es sollte ein anderes Protokoll, etwas ganz anderes, werden und ich sagte ja. Somit ging es auf zur dritten ICSI. Wieder waren es circa achtzehn Eizellen und diesmal acht Blastozysten in AAA-Qualität.

Fünf Jahre Kinderwunschklink, Blutuntersuchungen, Medikamente und Spritzen hinterlassen jedoch Spuren. Fünfzehn Kilo mehr auf der Waage und Stimmungsschwankungen. Mein Mann war spitze. Er hielt alles aus, hielt zu mir, machte alles mit und durch mit mir. Eigentlich wollte ich keinen Versuch mehr machen, obwohl wir noch Embryonen eingefroren hatten. Wir entschieden uns für den Weg der Adoption und machten Kurse und alles, was man dazu brauchte. Nebenbei machten wir mit der Kinderwunschklinik weiter (nur die Adoptionsstelle sieht das nicht gerne, somit hielten wir es geheim). Auf zur letzten Kryo. Ich ließ mir zwei einsetzen und was soll ich sagen: Es funktionierte. Diesmal gab es keine Zwischenblutungen. Ich konnte es nicht glauben. Sollte es wirklich gut gehen? Dann kam der Weg zum Ultraschall und ein kräftiger Herzschlag war zu sehen. Somit wurde ich aus der Kinderwunschklinik entlassen. Ich zitterte dem Termin bei der Frauenärztin entgegen. Alles war zeitgerecht entwickelt. Wieder zitterte ich bis zum nächsten Ultraschall, wo ich meinen Mutterpass bekommen sollte. Ich hielt ihn wirklich in der zehnten Schwangerschaftswoche in den Händen. Doch zu diesem Zeitpunkt hatten wir gerade den Hausbesuch der Behörde für Adoption. Wir würden ein Zwillingspärchen bekommen und hatten drei Tage Bedenkzeit. Wir spielten alle Eventualitäten durch und setzten alles auf eine Karte. Unser Regenbogenwunder! Wir erzählten unserer Beraterin, dass wir schwanger sind und wir uns von der Adoptionsliste runter nehmen lassen wollen. Es war nur fair. Andere warten genauso sehnsüchtig auf ein Kind wie wir.

Ich hatte eine super Schwangerschaft, keine Schwierigkeiten, nichts. Besser konnte ich es nicht haben, wenn mein Kopf nicht gewesen wäre. Ich machte mindestens dreißig Schwangerschaftstests, ging ins Krankenhaus zwischen den Ultraschallterminen, um mich zu vergewissern, dass mit dem Baby alles okay ist. Neun Monate lang bangen, ob er gesund ist. Wir machten einen Bluttest auf Trisomien, um uns zu vergewissern, dass unser Sohn gesund ist. Und er war es.

Am 22. September 2022 kam unser Sohn zur Welt. Er ist das Beste, was uns passieren konnte. Er macht uns vollkommen. Ich würde es immer wieder so machen. Tausend Spritzen, Unmengen an Medikamenten, all das würde ich immer wieder machen. Wir sind so glücklich. Er ist unsere ganze Welt!

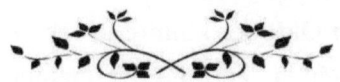

Die Geschichte von Wiebke und Andreas

Als ich 2015 als Singlemama meine Tochter zur Welt brachte, fehlte mir nur noch der Mann zu meinem ganz großen Glück. Und der kam im Dezember 2016. Mein bester Freund, mit dem ich über alles reden konnte. Der Mann, in den ich mich verliebte. Wir kennen uns schon seit 2006, aber manchmal hat das Leben eben seinen eigenen Plan. Wir wurden zu einer richtigen Familie. Schnell kam dann auch der große Antrag. Wir sprachen auch über Verhütung. Da ich gerne noch ein Kind wollte und wir wussten, dass es eher schwierig werden könnte, verwarfen wir den Plan mit der Verhütung schnell wieder. Und dann passierte einfach nichts. Irgendwann guckt man dann doch ins Internet. Ovulationstest? Zyklustracking? Monitoring? Künstliche Befruchtung? Nee, das mache ich nicht. Das brauchen wir nicht. Die Zeit verflog. Jeden Monat aufs Neue kam meine Periode. Pünktlich. Na gut, dann eben doch ein Zyklustagebuch. Dazu zogen Ovulationstests ein. Da ich regelmäßig zur Krebsvorsorge ging, habe ich dann mit meiner Frauenärztin darüber gesprochen. Mit dem Ergebnis nochmal zu warten. In der Zwischenzeit erfuhr ich, dass mein Mann schon mal in der Kinderwunschklinik war, weil es nicht klappen wollte.

Im Juli 2020 heirateten wir. „Ja, jetzt seid ihr ja verheiratet. Nun wird es auch Zeit." Überall sah ich Schwangere. Meine Freundinnen wurden schwanger und ich blieb über. Ich hatte mittlerweile eine App, die meinen Zyklus aufgezeichnet hat, trank Tees, machte Ovulationstests und nahm Nahrungsergänzungsmittel. Selbst meinem Mann mogelte ich was in die Tasche und bat ihn, das zu nehmen. Im Oktober konnte ich es nicht mehr aushalten und machte mir einen Termin bei meiner Frauenärztin. Sie nahm Blut ab und untersuchte mich. Ich höre noch ihr „Da ist ja ein wunderschönes Ei, das morgen springen wird. Die Chance sollten Sie unbedingt nutzen". Klar, wieder einmal hatten wir Sex nach Plan. Es machte schon keinen Spaß mehr. Sie gab mir auch einen Flyer der Tagesklinik mit - Fachbereich Kinderwunsch. Im Auto heulte ich eine Runde und fuhr dann los. Um genau zu sein, nur bis zur nächsten Auffahrt, um in der Klinik anzurufen. Ich hatte wirklich Glück, denn wir bekamen schon fünf Wochen später einen Termin. Mein Mann war im ersten Moment ziemlich sauer. Ich denke aus Angst und Scham. Und dann war plötzlich dieses Gefühl von Erleichterung.

Mitte November fuhren wir also das erste Mal in die Kinderwunschklinik. Mein Mann hatte zwei ältere Spermiogramme dabei. Nach einem Gespräch über Möglichkeiten, mit vielen neuen Terminen und einem „Laufzettel" gingen wir mit gemischten Gefühlen nach Hause. Die Prognose war eher schlecht und wir bräuchten die Behandlung, die ich niemals wollte. Eine ICSI – eine intrazytoplasmatische Spermieninjektion. Reagenzglasbaby - nein, wir doch nicht. Im Dezember stand für mich ein Zyklusüberwachungsmonat an und mein Mann musste zum Spermiogramm. An Zyklustag Eins meldete ich mich für die Termine. Mein Mann musste zum Urologen für eine große Untersuchung.

Er ging zwar unter Murren, aber er ging und machte alles mit. Dafür bin ich unendlich dankbar. Den Termin für die Ergebnisbesprechung mussten wir dann verschieben, da uns Corona Anfang Februar 2021 erwischt hatte. Die Kinderwunschklinik bestellte meinen Mann Ende März erneut ein, da das durch die Infektion aufgetretene Fieber die Qualität der Spermien zerstören könnte. Und die war ja eh schon schlecht. Ich war verzweifelt und traurig. Ende März hatten wir dann endlich Gewissheit. Wir brauchen eine ICSI. Das saß. Wir bekamen einen Schwung Papiere, Anträge und Infoblätter.

Und dann begann sie: Unsere Kinderwunschreise. Die wohl spannendste, aufregendste und längste Zeit unseres Lebens. Die Anträge mussten zur Krankenkasse und zum Land. Für Behörden ging das sogar relativ schnell. Es wurden drei Versuche von der Krankenkasse genehmigt und das Land Niedersachsen übernahm auch die fünfundzwanzig Prozent Förderung pro Versuch. Ich kaufte mir ein Tagebuch für die Kinderwunschreise und ein Buch darüber. Dann ging es zum Frauenarzt zum Beratungsgespräch und für meinen Mann zum Andrologen. Tja, der empfand das als schwachsinnig. Das sei alles gut so und wir sollten uns einfach mal anstrengen. Wir könnten ja sonst nochmal wiederkommen. Mein Mann war sauer und ich verzweifelt. Den Zettel hatte der Arzt auch gleich behalten. Ohne die Bescheinigung keine ICSI. Ich rief bei der Kinderwunschklinik an und wir überlegten, was zu tun sei. Die Indikation für eine ICSI sei auf jeden Fall gegeben. Es gab nur „eine Handvoll" gute Schwimmer, die aber leider keinen guten Orientierungssinn hatten. Klar kann das klappen, aber dann könnten wir auch genauso gut Lotto spielen. Eine Insemination war ja in der vorigen Beziehung schon gescheitert. Bei uns in der Nähe gab es ganz neu einen Andrologen.

Ich rief dort an, um einen Termin zu machen. Hoffnung hatte ich nicht, denn auf Facharzttermine im ländlichen Raum wartet man ewig. Und Zeit hatten wir nicht. Die Anträge sind nur ein Jahr gültig. Die Arzthelferin dort war die Schwester unseres Trauzeugen. Ich wusste das nicht und wollte auch eigentlich sofort wieder auflegen, weil das mein Mann auf keinen Fall wollte. Sollte ja keiner wissen, dass wir an der einfachsten Sache der Welt scheiterten. Ich erzählte ihr dann aber doch alles und bekam fünf Tage später einen Termin. Ich war so unfassbar dankbar. Mein Mann war richtig sauer. Jetzt sollte er den Quatsch nochmal machen. Er ging dann aber doch und kam mit einem Grinsen und der Bescheinigung wieder. Die Kinderwunschklinik hatte uns nämlich sofort eine Neue geschickt. Jetzt konnten wir endlich starten. Juni 2021 sollte unser Monat werden. Dann klingelte das Telefon und meine Stationsleitung, die übrigens von Anfang an eingeweiht war, teilte mir mit, dass ich die Weiterbildung zur Wundexpertin im Juni machen kann. Da habe ich ja schließlich schon vier Jahre drauf gewartet. Wieder flossen Tränen. Was sollte ich tun? Nach langem Reden entschied ich mich, die Fortbildung auch noch zu machen und den Beginn der ICSI auf Juli zu schieben. Auf beides hatte ich lange gewartet und für beides bekam ich jetzt eine reelle Chance. Und das war die beste und richtigste Entscheidung meines Lebens.

Der 03. Juli 2021 war mein lang ersehnter Zyklustag Eins. Ich rief in der Kinderwunschklinik an, um einen Termin zu machen. Zum Glück arbeiteten sie samstags. Montagmorgen bin ich dann wahnsinnig aufgeregt dorthin gefahren. Da die Tagesklinik mitten in der Stadt lag, bin ich immer schnell reingehuscht aus Angst, dass mich jemand sieht. Dieses Mal nicht. Ich war aufgeregt und unheimlich zufrieden. Wir sprachen nochmal alles durch und ich bekam meinen Medikamentenplan, Rezepte und Termine für die nächste Zeit. In der Apotheke kam dann der große Schock. Klar wusste ich, dass wir das selber zahlen mussten, aber so viel? 660 Euro – und das nur für die ersten Medikamente. Nach einem schönen Mädelsabend stand ich dann um 22 Uhr vor meinen Spritzen. Ich, dreiunddreißig Jahre alt, Krankenschwester, hatte morgens noch gesagt: „Ich habe das schon so oft gemacht. Gar kein Problem", starrte alles an und musste feststellen, dass die Spritze in meinen eigenen Speck musste. Es nützte ja nichts. Nach weiteren fünf Minuten war es dann geschafft. Die Woche ging schnell um. Ich hatte ein schönes Programm und genoss diese besondere Zeit. Ab freitags musste ich dann morgens und abends spritzen. Die Erfahrung sagte mir, dass die Fertigspritzen stumpf sind. Tja, auch die starrte ich erstmal blöde an. Mit dem Pen ging das nämlich mittlerweile super. So langsam merkte ich auch, dass was passierte. Ich fühlte mich aufgeschwemmt und es zog ordentlich im Bauch. Endlich war Montag und ich fuhr zum Follikel-TV. „Wow", sagte die Ärztin schockiert. Es gab circa zwölf wunderschöne Follikel. Ich hatte mehr als gut auf die Medikamente angesprochen. Und das innerhalb einer Woche. Wir konnten tatsächlich Mittwoch die Punktion machen. Jetzt war ich super aufgeregt. Das musste ja auch noch organisiert werden. Um 20 Uhr sollte ich den Eisprung auslösen. Die Ovitrelle-Spritze war der Gipfel aller Nadeln. Die schien mir gar nicht angespitzt zu sein. Der Dienstag war dann so gar nicht lustig. Ich hatte ziemliche Schmerzen und das Gefühl, an jeder Seite einen Ballon zu haben, der immer dicker wurde. Endlich war Mittwoch. Ich war als Erste dran. Es gab noch ein einziges Hindernis: der Corona-Test. Gott sei Dank waren wir negativ. Ich hatte noch ein Gespräch mit der Anästhesie und dann mussten wir warten. Gefühlt war ich noch zehnmal pinkeln. Dann ging alles ganz schnell. Im Vorbereitungsraum musste ich mich umziehen und bekam eine Liege zugeteilt. Ein Arzt kontrollierte die Papiere und fragte mich, wann ich „ausgelöst" hatte. Pünktlich ging es dann in den OP. Und da überfiel mich dann doch kurz die Panik, gepaart mit einem „Was machen wir hier eigentlich". Und dann war ich auch schon weg. Mein Mann musste in der Zeit Sperma abgeben. Mit dem Aufwachen tat ich mir etwas schwer, aber nach Tee und Keksen ging es dann doch. Ich hatte dann noch ein Gespräch mit der Ärztin. Den Rest des Tages verschlief ich auf dem Sofa. Am Donnerstag rief ich bei der Biologin an, um das Ergebnis zu erfahren. Die Zeit bis dahin war so unfassbar lang. In den zwölf Follikeln waren elf reife Eizellen. Nach ein paar Startschwierigkeiten konnten aber alle elf Eizellen befruchtet werden. Sie hat mir gut zugeredet und den Ablauf der nächsten zwei Tage erklärt. Wir wollten den Transfer so schnell wie möglich, weil ich die natürliche Umgebung wichtig fand. Jetzt war es wichtig, sich zu entspannen, genug zu trinken und eiweißreich zu essen. Ich wollte keine Überstimulation riskieren. Und dann kam da so ein Gefühl. Mein Gefühl: Wir werden das schaffen und alles wird gut.

Endlich war es Samstag, 10 Uhr. Mein Mann durfte mit und das war auch gut so. Ich war sehr aufgeregt. Wir bekamen alles erklärt und der Arzt zeigte uns ein Foto von der sensationell entwickelten Morula. Er war von der Entwicklung begeistert. Das sei nicht die Norm. Unsere Daten wurden nochmal genau abgeglichen und dann ging es auch schon los. Mit einem Katheter wurden zwei kleine „Reiskörner" transferiert. Das war ein besonderer Moment. Per Ultraschall wurde nochmal kontrolliert, wo die beiden sitzen. Sehen kann man das nicht, allerdings ist die Transferlösung sichtbar. Und dann ging es los mit der Warteschleife. Die wohl längste, lästigste und sorgenvollste Zeit in meinem Leben. Mir ging es von super gut bis extrem schlecht. Ich hatte zwischendurch starke Schmerzen. Einmal war ich sogar in der Klinik. Die Eierstöcke waren durch die Stimulation ja riesig und das dauerte, bis alles wieder an Ort und Stelle saß. Aus meinem „Ich warte bis zum Bluttest" wurde ganz schnell ein „Ich könnte ja mal". Ich suchte im Internet nach positiven Geschichten. Ab wann kann man testen? Wie lange bleibt Ovitrelle nachweisbar? Wann wäre denn Entbindungstermin? Ich träumte nachts sogar von Schwangerschaftstests, die deutlich positiv waren und von Schmetterlingen. Schmetterlinge sind wohl ein Zeichen für Veränderung. Ich wurde eindeutig irre! Am 25. Juli 2021 hielt ich es nicht mehr aus und machte das, was ich ja nie tun wollte. Einen Test. Natürlich negativ. Ich ging ziemlich geknickt zum Geburtstagsfrühstück von meinem Papa. Wieder zuhause guckte der Test aus dem Mülleimer. Ich nahm das Mistding und wollte gerade nachstopfen, als ich doch nochmal draufguckte. Ähm, da sind zwei Striche. Ein dünner heller, aber immerhin sichtbar. Ich hatte natürlich nicht die Zeit abgewartet, die man hätte warten sollen beziehungsweise war er jetzt ja auch trocken. Ich ärgerte mich. Ich guckte wieder ins Internet und kam zu dem Entschluss, morgen einen neuen zu machen. In der Doppelpackung war noch ein Digitaler. Ich schlief sehr schlecht. Um 4 Uhr morgens habe ich dann den digitalen Test gemacht. Bitte wie lang sind drei Minuten? Da stand es dann schwarz auf grau: SCHWANGER. Ich war schwanger. Oh mein Gott. Der Test ist kaputt oder sollte das jetzt ernsthaft geklappt haben? Meine erste Handlung war dann, neue Tests bei Amazon zu bestellen. Die Woche über machte ich dann noch ein paar Tests. Und alle waren positiv. Leider ging es mir zwischendrin sehr schlecht. Die Kinderwunschklinik schob das auf eine mögliche

Schwangerschaft und schrieb mich krank. Ich sollte mich ausruhen und entspannen. Freitags hielt ich es nicht mehr aus und legte meinem Mann einen Test vor die Nase. Da war er sprachlos und unfassbar glücklich.

Der Bluttest war am 02. August 2021. Die Zeit verging sehr langsam. Am Wochenende machte ich noch zwei Spätdienste, weihte aber meine Kollegin schon ein. Ich wollte nichts riskieren. Am Montag bin ich dann mit meiner Mutter zum Bluttest nach Oldenburg gefahren. Die Arzthelferin fragte, ob ich schon getestet hätte. Ich grinste nur. Wir grinsten alle. Und wieder Wartezeit. Diese war nochmal doppelt so lang wie jegliche Wartezeiten zusammen. Um 13:51 Uhr klingelte mein Handy: „Der HCG-Wert liegt bei 1387. Herzlichen Glückwunsch! Sie sind schwanger." OH MEIN GOTT. Mama hatte das dann auch gleich mitbekommen. Wir haben den Tag für einen Mädelstag genutzt, waren essen und shoppen. Ich hatte kleine Babysocken gekauft, um meinen Mann abends zu überraschen. Ich war so unfassbar glücklich und stolz. Am Geburtstag von meinem Mann hatten wir den ersten Ultraschall. Er durfte mit und wir haben ein tolles Ultraschallbild von unserem Baby bekommen. Ein bisschen musste ich aber dann doch an den zweiten Embryo denken, der nicht eingezogen war.

Am 03. April 2022 kam unsere Beke mit 2990 Gramm und 49 Zentimeter in einer schnellen Traumgeburt auf die Welt. Ich bin so dankbar über diese Möglichkeit der Reproduktionsmedizin, die liebevolle Behandlung in der Tagesklinik Oldenburg und die große Unterstützung von Familie und Freunden.

Die Geschichte von Manu und Daniel

Mein persönlicher Weg zum Wunschkind begann eigentlich schon mit meinem Ex-Freund, der zumindest zu dem Zeitpunkt keine Kinder wollte. Das hatte mir bereits das Herz gebrochen. Schlussendlich zerbrach, nicht zuletzt aus diesem Grund, die Beziehung. Ich war damals gerade dreißig Jahre alt und hatte noch keine Ahnung, welcher Weg einmal vor mir liegen wird. Als ich meinen neuen Freund kennenlernte, war eine der ersten Fragen, ob die Familienplanung für ihn schon abgeschlossen war. Er meinte, dass er schon immer gern noch ein Kind gehabt hätte. Er hat aus einer früheren Beziehung bereits einen Sohn (damals sechs Jahre alt). Dann war es also gebongt: Sobald wir wussten, in welche Richtung sich unsere Beziehung entwickelte, probierten wir also „entspannt" schwanger zu werden. Sofern man das so nennen kann. Ich habe schon immer einen extrem unregelmäßigen Zyklus. Also war für mich auch in der vermeintlich entspannten Zeit jeder Monat irgendwie eine Überraschung und es tat sich einfach nichts. Zyklen von 120 Tagen waren keine Seltenheit. Ihr könnt euch also vorstellen, wie viele Schwangerschaftstests ich gemacht habe, nur um immer wieder eine Ohrfeige zu kassieren. In der ersten Zeit habe ich meinem Freund von den Tests nichts erzählt. Wir wollten ja entspannt bleiben und ich wollte ihn mit dem Thema nicht stressen.

Nach einem Jahr ohne nennenswerte Ergebnisse habe ich ihm gesagt, dass ich mit meiner Frauenärztin sprechen werde. Gesagt, getan. Bei einer Routineuntersuchung habe ich ihr gesagt, dass wir schon seit einem Jahr versuchen, schwanger zu werden, und es bis jetzt nicht geklappt hat. Sie reagierte sofort und hat nach der Untersuchung nach meiner Regel gefragt. Sie meinte, dass es mit so einem Zyklus sehr schwierig ist, den richtigen Moment zu erwischen und hat mir die Pille verschrieben. Die sollte ich an zwei Tagen in meinem Zyklus nehmen, um das alles etwas zu regulieren. Außerdem sollte die Pille dafür sorgen, dass die Follikel schön aneinander gereiht werden. Sie schickte mich mit den Worten „Wir bekommen Sie schon schwanger" und dem Rezept für die Pille nach Hause. Ich war damals so optimistisch, habe mich innerlich so gefreut, mich in den nächsten drei Monaten schwanger zu sehen. Und es passierte nichts, außer dass ich von diesem Pille-Experiment Zwischenblutungen bekommen habe. Extra deshalb machte ich einen neuen Termin bei meiner Frauenärztin. Sie untersuchte mich nochmal und meinte auf einmal, dass es aussieht, als hätte ich ein Myom. Aber das würde eher keinen Einfluss auf den Kinderwunsch haben. Trotzdem schrieb sie mir eine Überweisung in eine Tagesklinik, die sollten meine Eileiter mal auf Durchlässigkeit prüfen. Gesagt, getan. Termin gemacht und los ging es. Der Tag endete ohne Durchlässigkeitsprüfung der Eileiter, dafür mit einer Spritze, die mich in die Wechseljahre versetzt und mit einem neuen Aufklärungsbogen für Operationen. Denn das Myom sitzt wohl sehr ungünstig und sorgt dafür, dass sich keine Eizelle einnisten kann. Das hat mich damals richtig fertig gemacht. Die Spritze, die mich (ausgerechnet mich, die sich nach einem Baby sehnte und sowieso schon einen total verschobenen Zyklus hatte) in die Wechseljahre versetzt. Ich dachte, die wirft mich bestimmt eher zurück, als dass es mich meinem sehnlichsten Wunsch näher bringt. Dort habe ich das erste Mal vor lauter Verzweiflung öffentlich geweint. Es nützte ja nichts und ich stand auch die nächsten acht Wochen durch, die es gedauert hatte, bis ich zur Operation konnte. Das Myom wurde entfernt, die Eileiter gespült, keine Auffälligkeiten. Die nette Schwester verabschiedete sich mit den Worten „Und jetzt werden Sie sicher schnell schwanger. In den nächsten zwei bis drei Monaten wird es klappen." Meine Gedanken machten Purzelbäume! In zwei bis drei Monaten schwanger, herrlich! Endlich!

Ich ließ ganze vier Monate vergehen, in denen ich wieder und wieder enttäuscht wurde. Es tat so unheimlich weh. Es war so ungerecht. Warum ich? Warum bei uns? Wieso klappte es bei allen anderen einfach so? Diese Fragen rannten mittlerweile mehrfach pro Woche durch meinen Kopf und trieben mich in die Verzweiflung. Ich wandte mich wieder hilfesuchend an meine Frauenärztin. Dieses Mal bekam ich eine Überweisung zur Kinderwunschklinik. Ich nahm natürlich die, die für uns gut zu erreichen war und machte den ersten Termin. Da mein Freund und ich natürlich beide berufstätig sind und erst 17 Uhr einen Termin wahrnehmen konnten, war dieser Termin natürlich wieder erst in zwei Monaten. Als wir dahingefahren sind, war mir eins klar: Alle, die ich dort sehen werde, alle die im Wartezimmer sitzen, haben das gleiche Problem wie wir. Zum ersten Mal in diesen vielen Monaten der Verzweiflung fühlte ich mich nicht allein. Bei dem ersten Gespräch wurde uns gesagt, wie das alles vonstattengeht. Dass wir mehrere Termine machen werden, bei denen mir Blut abgenommen wird (an verschiedenen Tagen im Zyklus) und auch bei meinem Freund wird Blut abgenommen und es wird ein Spermiogramm erstellt. Auch diesen Terminwahnsinn haben wir gemeistert. Weitere zwei Monate vergingen, bis wir endlich ein Gespräch mit der Ärztin hatten, in dem wir unsere Ergebnisse erfuhren und das weitere Vorgehen besprechen konnten. An dem Tag hatte ich schon so ein komisches Gefühl, während mein Freund voller Euphorie war. Es war niederschmetternd. Wir brauchten eine ICSI. Das Spermiogramm meines Freundes war extrem schlecht. Bei mir war bis auf den extrem langen Zyklus alles gut. Die Ärztin sagte uns auch gleich, da wir nicht verheiratet sind, werden die Kosten nicht von der Kasse getragen. Wir müssten das dann selbst zahlen. Kosten pro Zyklus zwischen 8.000 Euro bis 10.000 Euro. Mein Freund war ganz still. Er hatte mit allem gerechnet, aber nicht damit. Wie kann das sein? Schließlich hat er ja bereits ein Kind. Ich habe den restlichen Nachmittag nur geweint. Wir haben uns bereits im Vorfeld über die Kosten unterhalten und 10.000 Euro pro Zyklus wollten wir dann auch nicht ausgeben. Zumal wir wussten, dass es auch nicht besonders wahrscheinlich ist, dass es gleich beim ersten Mal klappt.

Wir brauchten beide erstmal ein paar Tage, um das zu verarbeiten und zu überlegen, wie wir weitermachen. Eine Freundin kennt unsere Geschichte und meinte, dass sie eine Homöopathin kennt, die sich auch speziell mit dem Thema „unerfüllter Kinderwunsch" beschäftigt. Die Kosten trägt man dort zwar auch selbst, aber mir gefällt der Ansatz der ganzheitlichen Behandlung. Bei dieser wunderbaren Frau waren wir beide circa ein Jahr in Behandlung. Ich hatte dann tatsächlich auch wieder so was wie einen Zyklus. Das fand ich schon sehr beachtlich. Nur schwanger war ich immer noch nicht.

Nach diesem Jahr, als mich diese tiefe Traurigkeit wieder übermannt hatte, habe ich mich mal wieder im Internet belesen. Da ging es um künstliche Befruchtung im Ausland und deren Erfolge. Ich hielt es für eine gute Idee, darüber nachzudenken, ob das nicht unser Weg sein könnte. Aber wie bekomme ich raus, wo ich am besten aufgehoben bin? Was kostet es denn im Ausland? Welches Land wähle ich am besten? Fragen, die dir niemand beantworten kann. Bis ich im Internet auf Fertilly aufmerksam geworden bin.

Sie unterstützen Paare bei der Suche nach der richtigen Klinik. Nachdem ich dort mit einer Betreuerin gesprochen hatte, stand fest, dass wir Tschechien wählen. Ich bekam Unterlagen zum Klinikvergleich, in denen auch Preise aufgelistet waren. Nach einem weiteren Telefonat mit Fertilly habe ich die Klinik „IVF Cube" in Prag gewählt. Es wurde auch direkt ein Kontakt hergestellt. Wir vereinbarten einen Telefontermin und ich sprach zum ersten Mal mit unserer Koordinatorin. Ich schickte ihr alle unsere Untersuchungsergebnisse und wir machten einen neuen Gesprächstermin mit der Ärztin aus. Jetzt sollte es endlich losgehen. Denn schon nach dem Telefonat mit der Ärztin bekam ich alle Verträge zugeschickt und bekam die Info, dass es mit meiner nächsten Regel losgehen kann. Untersuchungen hatten wir ja schon alle. Die Verträge waren schnell unterschrieben und wir entschieden uns gleich dafür, die Medikamente aus Tschechien zu beziehen. Das organisierte alles die Klinik und die Preise waren natürlich um einiges besser als in Deutschland.

Das Warten begann. Ganze sechs Wochen dauerte es, bis ich meine Regel bekam. An diesem Tag genoss ich meine letzte Zigarette und die letzten drei Gläser Wein. Ab da war Schluss damit. Ab da stand ich für die nächsten Tage wie ein Junkie in der Küche und mischte mir meine tägliche Dosis Menogon zusammen. Es war alles so aufregend. Ich freute mich total und war gleichzeitig total verunsichert, ob das auch alles funktionieren würde. Endlich war der erste Ultraschall bei meiner Frauenärztin, um zu schauen, wie viele Follikel da sind. Sie zeigte sich wenig begeistert – gerade mal sechs Stück. Ich war am Boden zerstört. Ich heulte auf dem Weg nach Hause direkt los. Sollte das alles umsonst gewesen sein? Wie viele sind denn normal? Können wir überhaupt weitermachen? Und dann überall diese Mütter, die glücklich ihren Kinderwagen vor sich her schoben. Alles ungerecht. Die Kinderwunschklinik machte mir Mut. Ich solle einfach weitermachen und eine Woche später nochmal hin. Gesagt getan. Eine Woche später waren es fünfzehn Follikel. Jippie! Die Freude war groß und meine Frauenärztin freute sich gleich mit mir. Ab jetzt hieß es, Eisprung unterdrücken und weiter machen. Der Termin zur Punktion war dann drei Tage später und da ging es auf nach Prag. Ich und mein Freund hatten uns den Tag einfach frei genommen. Wir arbeiten im gleichen Unternehmen und befinden uns in führenden Positionen. Da ist es relativ einfach, frei zu machen. Ich war so aufgeregt. Wie ist es wohl da in der Klinik? Werde ich dann Schmerzen haben? Kaum da angekommen, ging es auch schon los. Ich wurde in den OP gebracht und als ich wieder zu mir kam, war alles erledigt. Siebenundzwanzig Eizellen. Das Spermiogramm meines Mannes war besser als die anderen Male. Nun noch ein kurzes Gespräch mit der Ärztin. Die meinte, es sieht alles gut aus und ich bekomme einen Tag später dann eine Mail mit der Info, wie viele Eizellen befruchtet werden konnten und wann der Transfer stattfindet. Da in der Klinik das Einfrieren der übrigen befruchteten Eizellen für ein Jahr schon im Preis enthalten war, war also alles geklärt. Wir fuhren wieder heim. Das war ein komisches Gefühl. Ich hatte beim Lachen immer das Gefühl, meine Eierstöcke zu spüren, aber Schmerzen hatte ich nicht.

Am nächsten Tag bekam ich dann die Info, dass einundzwanzig Eizellen befruchtet werden konnten. Wow, was für ein Ergebnis. Der Transfer sollte dann fünf Tage später erfolgen. Die Klinik macht ausschließlich Blastozysten-Kultur. Eine Woche später das gleiche Spiel. Auf nach Prag, noch nervöser als beim ersten Mal. Denn wenn die befruchtete Eizelle eingesetzt wird, gilt man als schwanger - irre! Auch bei diesem Termin ging alles recht zügig.

Dreißig Minuten später sollte ich „PUPO" (= Pregnant Until Proven Otherwise; schwanger bis das Gegenteil bewiesen ist) die Klinik verlassen, immer mit dem Gefühl, ich könnte etwas verlieren. Zumal man mit voller Blase zum Transfer kommen sollte. Der Toilettengang danach hatte sich einfach falsch angefühlt, aber ich musste dann einfach so unheimlich dringend.

Jetzt hieß es warten. Der Termin zum Bluttest stand fest. Ich hatte mir geschworen, nicht selbst zu testen, um nicht irre zu werden. Es war ein Trugschluss. Ich hatte mich zwar daran gehalten, aber irre wird man trotzdem. Es kam mir wie eine Ewigkeit vor. Und ständig hörte man sehr tief in sich selbst hinein und war immer der Meinung: Da ist was, da zieht was, dort tut es weh. Damit einher ging die leise Hoffnung, es hat bestimmt geklappt. Da es neben Zyklustagen und Hormonmedikamenten auch noch ein Leben gibt, waren mein Freund und ich natürlich weiter auf Partys. Wer gefahren ist, brauche ich sicher nicht zu sagen. Denn eventuell war ich ja schwanger. Da waren wir bei einer Geburtstagsfeier und ich war auf der Toilette und hatte rötliche Schlieren am Papier. Leichte Panik überkam mich, aber ich redete mir ein, das sei die Einnistung. Eine Stunde später lief mir das Blut fast die Beine runter. Ich bekam einen schlimmen Weinkrampf. Alle Hoffnung war zerstört. Es war so unfassbar gemein und unfair. Und natürlich hatte ich auch nichts dabei. Das hieß, eine Rolle Klopapier zwischen die Beine gestopft und die Party sofort verlassen. Ich weinte noch ganze zwei Tage. Mein Freund war völlig hilflos. Er konnte absolut nichts tun, um mich aufzumuntern. Irgendwann hat er mir etwas härter die Wahrheit an den Kopf geknallt: Ich hätte mich viel zu sehr versteift, dass der erste Versuch gelingt. Das tat weh, aber irgendwie hatte er ja Recht.

Als wir dann einen Zyklus später mit dem Kryo-Versuch starteten, war es irgendwie entspannter. Nicht so viele Spritzen, nur Tabletten und die Auslösespritze. Wir fuhren wieder nach Prag. Es ging wieder schnell und dann ging es wieder los – das ewige Warten auf irgendwas. Die gesamte Kinderwunschzeit war überhaupt ein ständiges Warten auf irgendwas – auf die Periode, auf wachsende Follikel, auf wachsende Gebärmutterschleimhaut, auf Bluttests und so weiter. Dieses Mal hatte ich weniger Erwartungen und wartete wieder brav bis zum Bluttest. Dieses Mal war keine Periode – sollte es vielleicht doch geklappt haben? Und da war sie wieder, diese Nervosität und dieses Überlegen, was man jetzt macht, wenn man irgendwo eingeladen ist und einem Sekt angeboten wird. Der Bluttest fiel negativ aus. Mit dieser Nachricht war wieder nichts mehr entspannt. Ich fiel wieder in dieses Loch voller Traurigkeit, Verzweiflung und Neid auf andere, die um mich drum herum schwanger wurden. Das war kurz vor Weihnachten. Mein einziger Trost war, dass ich ja dann an den Feiertagen einen Wein und die traditionelle Feuerzangenbowle meiner Familie trinken konnte. Das Jahr ging zu Ende und ich war meinem größten Traum nicht einen Schritt näher. Ich war traurig und hoffnungsvoll zugleich.

Neues Jahr, neues Glück? Na klar, als wenn ich mir das nicht schon vier Jahre eingeredet hätte. Der nächste Versuch sollte Anfang Februar beginnen. Dieses Mal wollte ich zwei Blastozysten haben. Die Klinik war einverstanden und bereitete alles vor. Wieder zur Frauenärztin Gebärmutterschleimhaut checken lassen – alles okay. Dieses Mal hatte ich mich entschlossen, keine Nahrungsergänzungsmittel einzunehmen. Ich wollte lediglich Omnibiotic flora plus und Bryophyllum nehmen. Am 01. Februar war es so weit. Auf nach Prag. Meine Freundin schickte mir eine

Nachricht, dass sie im Dezember zuvor für mich einen Barbarazweig ins Wasser gestellt hatte und der trägt jetzt zwei Blüten. Ich muss dazu sagen, dass es in unserer Mädelsgruppe ein lang gehegter Brauch ist, diesen Kirschzweig zum Blühen zu bringen. Jedem gelingt das, mir nicht ein einziges Mal. Ich habe keinen grünen Daumen und habe diesen Brauch also vehement verweigert. Ich wertete das trotzdem als gutes Omen. Das sollte allerdings nicht das einzige sein. Je näher wir Richtung Prag kamen, umso strahlender wurde das Wetter. Wir sind bei Regen losgefahren und in Prag hatten wir Sonne satt. In der Klinik angekommen, war alles anders als die anderen Male. Wir mussten trotz Termin fast zwei Stunden warten. Mir wurde Blut abgenommen, um den Progesteronwert zu prüfen. Vorsichtshalber hatte ich Spritzen mitbekommen. Der Transfer fand in einem anderen Raum statt als sonst und dieses Mal war keine Krankenschwester dabei, sondern eine Hebamme. Also alles anders. Ich hatte mich danach aber nicht anders gefühlt als die Male zuvor. Wieder wollte ich nicht allein testen, sondern lieber auf den Bluttest warten.

Ein paar Tage nach dem Transfer ging es dann los: Regelschmerzen, so richtig heftig, Bauch und Rücken. Ich dachte noch, dass es von den Medikamenten sein könnte und versuchte, nicht zu verzweifeln. Es wurde nicht besser, eher schlimmer. Es fühlte sich haargenau so an, als wenn meine Periode gleich durchbricht. Und dann lag ich heulend auf dem Sofa, wieder todtraurig, deprimiert und wütend auf die ganze Welt. Ich schnappte mir meinen Regelkalender und rechnete mir aus, wann ich dann ungefähr weitermachen kann. Das war der einzige Grashalm, an den ich mich klammern konnte. Meine Mama hatte in der Zeit Geburtstag. Da wollte ich auf Nummer sicher gehen und besorgte mir doch einen Test.

Den wollte ich wieder heimlich machen, damit mich mein Freund nicht wieder ins Gebet nimmt und mir sagt, dass ich mich zu sehr darauf versteife. Ich machte den Test fix morgens und traute meinen Augen nicht – eine zweite Linie. War die wirklich da? Habe ich die mir nur eingebildet? Ich stürmte aus dem Badezimmer und knallte meinem Freund den Test vor den Latz. Der war total überfordert und gratulierte mir zur Schwangerschaft. Kurz danach frage er mich, ob ich wirklich schwanger sei. Da war ich mir dann wieder nicht mehr sicher, weil ich ja HCG gespritzt hatte. Ich sagte ihm dann, dass der Test wahrscheinlich wegen der Spritze falsch anzeigt. Das würden wir dann aber erst in vier Tagen erfahren. Er fand das völlig okay. Für mich war es Folter. Ich feierte den Geburtstag meiner Mama also nüchtern, nur für den Fall. Und auch wenn man es kaum glauben kann, vergingen dann die Tage irgendwie und der Bluttest stand an. Um mir die Klatsche nicht wieder vom Arzt zu holen, testete ich an dem Tag früh nochmal. Der zweite Strich war immer noch da, dicker als zuvor. Ich weinte vor Glück. Endlich! Und da kam auch direkt die erste Angst – ist alles okay? Ist es eine intakte Schwangerschaft? Der Bluttest bestätigte dann meine Schwangerschaft. Und auch wenn mich weiterhin Ängste begleitet haben, waren es die tollsten, verrücktesten und wundervollsten vierzig Wochen in meinem Leben. Unser Sohn Mads kam im Oktober 2022 auf die Welt - nach fünf Jahren Hoffen, Bangen und des unermüdlichen Kämpfens.

Die Geschichte von Lisa und Marcel

Nach über zweieinhalb Jahren intensiver Versuche (Ovulationstests, Temperaturmessen etc.), schwanger zu werden, wurde bei mir am 01. Februar 2018 eine Eileiterspülung durchgeführt. Bis heute habe ich noch den Gesichtsausdruck der behandelnden Ärztin vor Augen, als sie mir mitteilte: „Leider werden sie auf natürlichem Wege keine Kinder bekommen können, da beide Eileiter nicht durchlässig sind." In mir zerbrach alles und ich konnte die Tränen nicht zurückhalten. Da eine künstliche Befruchtung nur für verheiratete Paare bezuschusst wird, haben mein Mann und ich beschlossen, schnellstmöglich zu heiraten. Acht Wochen später war es dann soweit und elf Tage nach der Hochzeit, am 20.06.2018, hatten wir unseren ersten Termin in der Kinderwunschklinik. Zum Erstgespräch wurden mein Mann und ich erstmal durchgecheckt. Dabei kam raus, dass das Spermiogramm meines Mannes nicht besonders gut war und mein AMH-Wert mit 0,4 für mein Alter (damals achtundzwanzig Jahre) viel zu niedrig sei plus nicht optimale Schilddrüsenwerte. Und wieder einmal hatte man das Gefühl, es wird wohl doch nichts mit den eigenen Kindern.

Am 22. Juli 2018 musste ich mich zum ersten Mal spritzen, was mich sehr viel Überwindung kostete und das auch jedes weitere Mal. Am Ende reiften leider nur zwei brauchbare Eizellen heran, wobei sich nur eine weiterentwickelt hatte und wieder eingesetzt werden konnte. Die nächsten Tage hieß es warten. Ich fühlte mich allerdings nicht besonders. Acht Tage nach dem Transfer, als ich früh duschen gehen wollte, bemerkte ich leichte Blutungen. Ich bekam Panik und rief sofort in der Kinderwunschklinik an. Ich sollte das Progesteron erhöhen und, wenn die Blutung stärker wird, ganz absetzen. Natürlich hatte die erste IVF nicht geklappt. Innerlich hatte es sich für mich so angefühlt, als würde jemand sterben. Meine Ärztin meinte, wir sollten eine kleine Pause machen und im September mit einer anderen Medikation wieder starten. Aber es sollte alles ganz anders kommen.

Nur ein paar Tage nach meinem letzten Termin in der Klinik bekam ich nachts gegen 1:30 Uhr starke Unterleibskrämpfe. Zuerst nahm ich eine Buscopan und versuchte weiter zu schlafen. Um 3:00 Uhr hatte ich immer noch Schmerzen, sodass ich noch eine Ibuprofen nahm. Um 4:30 Uhr versuchte ich nochmal aufs Klo zu gehen, trat aber dabei kurz weg und weckte dann doch schließlich meinen Mann. Ich hatte so starke Schmerzen, dass ich mich kaum mehr bewegen konnte. So fuhren wir sofort in die Notaufnahme. Die Ärzte vor Ort meinten, es könnte eine beginnende aufsteigende Infektion sein. Leider wirkten die Medikamente nicht. Ich bekam noch Fieber dazu und der allgemeine Zustand verschlechterte sich zunehmend. Nach über einer Woche wurde eine Computertomographie gemacht, in der man feststellte, dass mindestens ein Eileiter eitrig war und sie nicht wussten, ob nicht auch noch der andere sowie die Eierstöcke entfernt werden müssten. Ich war am Boden zerstört und nur noch am Heulen – nun werde ich wohl nie Mama werden.

Am 20. Dezember 2018 starteten wir unsere zweite IVF. Dieses Mal mit höher dosierten Medikamenten, in der Hoffnung, dass mehr Eier heranreifen. Tatsächlich waren es dieses Mal vier Stück, zwei wurden eingesetzt und zwei eingefroren. Die Wartezeit war zwar körperlich okay, aber mental schrecklich. Meine Ärztin aus der Klinik empfahl mir ein tolles Buch inklusive Meditations-CD, die mir wirklich sehr geholfen hatten. Zwölf Tage nach Transfer setzte leider wieder meine Periode ein und auch dieser Versuch sollte nicht klappen. Ich empfand es immer als sehr niederschmetternd, wenn man in der Kinderwunschklinik anrief, um das Ergebnis des Bluttests zu erfragen. „Nein, tut uns leid, aber sie sind nicht schwanger!"

Aufgrund dessen, dass bislang keine Einnistung stattfand, wurde ich zu einer Transfusionsmedizinerin überwiesen, um abzuklären, was man noch ändern sollte. Nach einem halben Jahr Wartezeit auf diesen Termin und einem langen Gespräch mit der Fachärztin empfahl sie beim nächsten Versuch die zusätzliche Einnahme von Prednisolon und ASS, um das Immunsystem runterzufahren, damit die richtigen Signale an den Körper gesendet werden können.

Der nächste Versuch war ein Kryotransfer mit unseren zwei Eisbärchen am 19. Juli 2019. Natürlich war es einfacher, da man lediglich eine Spritze zum Auslösen des Eisprungs geben musste und sie dann schon eingesetzt wurden. Die Wartezeit war leider die gleiche. Dieses Mal blieb die Blutung aus und ich traute mich, einen Schwangerschaftstest zu machen. Leider war er negativ und somit auch mein Gefühl, als wir den darauffolgenden Termin in der Klinik hatten. Als ich dann anrief, um das Ergebnis zu erfahren, hieß es wieder mal: „Tut uns leid, Ihnen mitteilen zu müssen, dass es nicht geklappt hat." Ich legte auf und schrie und weinte nur noch lautlos. Auch wenn es ja nicht das erste Mal war, dass das Ergebnis so ausfiel, war ich einfach nur traurig, enttäuscht und sauer auf mich und meinen Körper. Ich fragte mich zum ersten Mal, wie oft ich das noch durchmachen kann, ohne komplett psychisch durchzudrehen.

Viele verschiedene Faktoren führten dazu, dass wir erst Mitte Januar 2020 mit unserem letzten kassenbezuschussten Versuch starten konnten. Ich nahm wieder meine ganzen Medikamente und am Ende konnten fünf Follikel entnommen und vier befruchtet werden. Die zwei besten wurden eingesetzt und die anderen beiden wieder eingefroren. Nach der zweiwöchigen Wartezeit und Blutabnahme durfte ich wieder anrufen für das Ergebnis. Ich hatte wieder kein gutes Gefühl und rechnete auch wieder mit dem gleichen Satz am Telefon. Doch dieses Mal hieß es: „Freut mich, Ihnen mitteilen zu dürfen, dass der Test positiv ist. Glückwunsch, Sie sind schwanger!" Ich konnte es nicht glauben und musste zweimal nachfragen, ob sie sich ganz sicher ist. Am 18. März 2020 hatte ich den ersten Termin zum Ultraschall und uns wurde ein kleiner, runder, schwarzer Fleck gezeigt. Es hatte sich tatsächlich ein Embryo eingenistet. Mein Gefühl sagte mir zwar, es wären zwei, aber auch bei den weiteren Untersuchungen in der Kinderwunschklinik meinte die Ärztin, es ist nur eins. Zwei Wochen nach dem Ultraschall bekam ich leichte Blutungen. Ich rief sofort in der Klinik an. Sie sagten, ich solle morgen vorbeikommen oder zu meiner Frauenärztin vor Ort gehen. Ich entschloss mich, einfach zu meiner Frauenärztin zugehen. Die schallte mich äußerst gründlich und sagte zu mir: „Sie wissen, dass Sie mit Zwillingen schwanger sind?" Ich freute mich riesig, nur meinem Mann blieb der Mund offen stehen. Woher die Blutungen kamen, konnte sie sich nicht erklären, aber es war alles in Ordnung.

Ende März wurden wir aus der Kinderwunschklinik entlassen und durften nun zu den Kontrollen zum normalen Frauenarzt. Anfang April bekam ich plötzlich regelstarke, hellrote Blutungen. Die völlige Panik stieg in mir auf und ich fuhr sofort zur Frauenärztin. Die Untersuchung dort ergab auch wieder nichts, außer dass es den Babys zum Glück gut ging. Zu Ostern mitten in der Coronazeit bekam ich abermals Blutungen und entschied mich, in die Notaufnahme ins Krankenhaus zu gehen. Mein Mann durfte natürlich nicht mit rein. Ich wurde untersucht, wieder war alles gut mit den Babys, aber keiner konnte sich erklären, woher die ständigen Blutungen kamen, obwohl ich mich nur ausruhte und gar nicht mehr arbeiten ging. Ich blieb zur Kontrolle fast eine Woche im Krankenhaus.

Ab der fünfzehnten Schwangerschaftswoche stabilisierte sich mein Zustand zunehmend und die Blutungen hörten auf. Ich konnte zum ersten Mal die Schwangerschaft genießen. Der erste Tritt meiner Babys war ein ganz besonderes Highlight. Anfang Juni hatten wir einen Termin zur Feindiagnostik. Alles bestens und wir erfuhren, dass wir Eltern von einem Jungen und einem Mädchen werden. Jackpot!!! Auch in den weiteren Ultraschalluntersuchungen war mit den Mäusen alles in Ordnung, nur dass sich der Muttermund immer mehr verkürzte. Ab Mitte September zeigte das CTG auch schon deutliche Wehen an. Anfang Oktober hatte ich einen Termin im Krankenhaus zur Besprechung zwecks Entbindung. Nach vielem Hin- und Herüberlegen, entschied ich mich für einen geplanten Kaiserschnitt in der siebenunddreißigsten Schwangerschaftswoche. Die Empfehlung des leitenden Oberarztes war, die letzte Zeit bitte nur noch ruhen, keine Spaziergänge oder andere anstrengende Sachen machen.

Einen Tag vor der Entbindung war ich ein wenig nervös. Einerseits war ich froh, die Schwangerschaft überstanden zu haben und die Babys kennenlernen zu dürfen, andererseits hatte ich großen Respekt vor dem Kaiserschnitt mit allem Drumherum. Am 19. Oktober war es endlich soweit, alle Vorbereitungen für die Operation liefen. Zum Glück verlief alles nach Plan und um 14:58 Uhr und 14:59 Uhr erblickten unsere Zwillinge Valentina und Louis gesund das Licht der Welt.

Wo kann ich Hilfe finden?

Zum Abschluss des Kapitels möchte ich noch eine Liste mit Kinderwunschzentren, die von Betroffenen in einer Umfrage von mir empfohlen wurden, hinzufügen:

- ➢ Repromedicum Kinderwunschzentrum, Frankfurt
- ➢ Kinderwunsch Institut Dr. Loimer, Linz
- ➢ Kinderwunschzentrum Dr. Schmidt, Ludwigshafen
- ➢ Kinderwunschzentrum Ostfriesland, Leer
- ➢ Profertilia-Kinderwunschklinik, Regensburg
- ➢ TFP Kinderwunsch, Klagenfurt
- ➢ Wunschbaby Institut Dr. Feichtinger, Wien
- ➢ FCH Dr. Fischer, Hamburg
- ➢ Green IVF, Grevenbroich
- ➢ Kinderwunschinstitut Dr. Kaimbacher, Spittal
- ➢ Kinderwunschzentrum Potsdam
- ➢ Zentrum für Reproduktionsmedizin, Würzburg
- ➢ Kinderwunsch Frauenärzte, Neckarsulm
- ➢ Prof. Dr. med. Sterzik, Ulm
- ➢ Kinderwunschzentrum Amberg
- ➢ Reproduktionsmedizin München im Tal, München
- ➢ Tagesklinik Oldenburg
- ➢ Kinderwunschpraxis Bad Godesberg, Bonn
- ➢ Kinderwunschzentrum Dortmund
- ➢ Kinderwunsch Bodensee, Singen
- ➢ TFP Kinderwunsch, Wiesbaden/Frankfurt
- ➢ Kinderwunsch Erlangen
- ➢ Kinderwunsch Centrum München Pasing

Das sind natürlich subjektive Einschätzungen. Wer es lieber objektiv möchte, kann unter www.eltern.de eine PDF-Datei mit einem Expertenranking für Kinderwunschkliniken herunterladen. Dort sind die 58 besten Kinderwunschzentren mit ihren Spezialisierungen aufgelistet.

Viele Frauen beziehungsweise Paare finden Rückhalt in sogenannten Kinderwunschgruppen in den sozialen Medien (zum Beispiel auf Facebook).

Auch in Kinderwunschforen kann man Unterstützung erhalten. Es werden nicht nur offene Fragen beantwortet und Erfahrungen ausgetauscht, sondern man hilft sich auch emotional. Nach Niederlagen wird man mit lieben Worten wieder aufgebaut, bei Angst vor dem nächsten negativen Schwangerschaftstest wird Hoffnung gegeben und bei einem positiven Ergebnis wird sich aufrichtig
mitgefreut.

Bei Manchen reicht der Austausch mit Leidensgenossen und deren Unterstützung nicht aus. Deswegen gibt es auch Selbsthilfegruppen oder psychosoziale Beratungsstellen für ungewollt Kinderlose. Gerade wenn der Kinderwunsch zu psychischen Beeinträchtigungen (zum Beispiel Depressionen) führt, ist professioneller Beistand empfohlen.
Mehr Informationen dazu findet ihr zum Beispiel beim Bundesministerium für Familie, Senioren, Frauen und Jugend unter www.informationsportal-kinderwunsch.de/kiwu/beratung/beratungsstellen.

Wenn ein Kind zum Engel wird

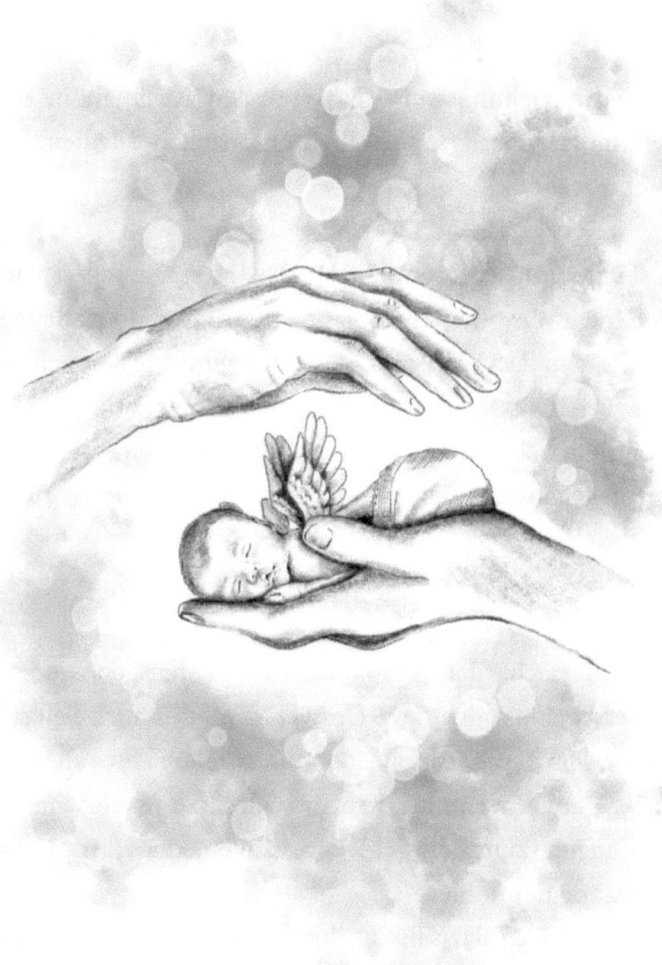

Wenn ein Kind zum Engel wird

Endlich schwanger – die Freude ist groß. Man geht zu den Vorsorgeuntersuchungen, lässt Ultraschalle machen und ist der glücklichste Mensch der Welt. Doch plötzlich stimmt etwas mit dem Kind im Bauch nicht. Es kommt zu einer starken Blutung. Oder man spürt keine Kindsbewegungen mehr. Oder im Ultraschall oder CTG ist kein Herzschlag mehr zu erkennen. Das Kind ist im Mutterleib gestorben. Von einem Moment auf den anderen bricht die heile Welt zusammen. Man fühlt sich wie in einem Albtraum gefangen. Das so heiß ersehnte Wunder ist zu den Sternen gegangen. Und als wäre das nicht schon schlimm genug, müssen die Frauen ab der vierzehnten Schwangerschaftswoche das Baby gebären. Die sogenannte stille Geburt kann auf natürlichem Weg oder per Kaiserschnitt stattfinden. Es ist die Geburt eines Sternenkindes. Auch Babys, die kurz nach der Geburt versterben, zählen zu ihnen.

Das ist ein Schicksal, das keine werdenden Eltern erleben möchten beziehungsweise sollten. Jedoch kommt es häufiger vor, als man denkt. Und bei manchen Paaren leider auch mehrfach.

„Nur einen Moment in unserem Leben,
aber für immer in unseren Herzen."

Die Geschichte von Daniel und Melissa

Unsere Kinderwunschreise begann 2019. Zu der Zeit befassten wir uns intensiver mit dem Thema Kinderwunsch. Doch meine Frau wurde nicht schwanger. Da ich ja schon ein eigenes Kind habe, machte ich mir keine großen Gedanken, dass es vielleicht an mir liegen könnte. Nach vielen Untersuchungen stand dann fest, dass es doch an mir lag. Es war sehr komisch für mich, zu wissen, dass es meine Schuld ist. Obwohl man sich eigentlich keine Vorwürfe machen sollte. Trotzdem waren sie da.

Die Zeit in der Kinderwunschklinik empfand ich als sehr aufregend und gleichzeitig anstrengend. Meine Frau musste viel über sich ergehen lassen. Sich Hormone spritzen und viele Untersuchungen wahrnehmen. Auch die vielen Narkosen bei den Punktionen fand ich besonders schlimm. Ich hätte ihr gerne etwas abgenommen, aber leider ging das nicht. Ich versuchte, immer für sie da zu sein. Sie einfach nur mal in den Arm nehmen oder ihr zuhören. Viel kann man da als Mann nicht machen. Ich weiß aber, dass es ihr sehr geholfen hat.

Wir hatten das Glück, dass meine Frau schwanger geworden ist. Wir freuten uns riesig. Meine Frau wollte es am liebsten gleich allen erzählen. Ich habe es ihr aber verboten und wir behielten unser Geheimnis erst einmal für uns. Insgesamt war meine Frau dreimal schwanger. Leider mussten wir alle drei Babys gehen lassen. Das erste Baby ging in der dreizehnten Schwangerschaftswoche, das Zweite ging in der elften Schwangerschaftswoche und das Dritte ging in der siebten Schwangerschaftswoche. Es war jedes Mal unfassbar. Ich konnte es immer nicht glauben. Meine Frau so niedergeschlagen zu sehen, war das Schlimmste für mich. Man fühlte sich auch so hilflos, weil man nichts weiter tun konnte. Wir hatten uns immer so gefreut und natürlich auch schon einen Namen überlegt. Wenn der Kinderwunsch schon so lange besteht, hat man viele Namen im Kopf.

Durch die ganzen Rückschläge fing meine Frau an, zu zweifeln. Sie wollte in keine Kinderwunschklinik mehr. Sie fragte mich, ob das für mich okay wäre oder ob ich weitermachen möchte. Für mich stand fest, dass ich nur weitermache, wenn meine Frau es auch möchte. Also entschieden wir uns beide gegen die Klinik.
Es tat uns beiden gut, etwas Abstand zu dem Thema zu bekommen. Nicht immer zu Terminen gehen oder irgendwelche Medikamente nehmen zu müssen. Wir reden noch oft darüber, auch wenn ich nicht so der Typ zum Reden bin. Wir werden unsere Sternenkinder auch nie vergessen. Im Schlafzimmer haben wir ein paar Ultraschallbilder und einen bunten Regenbogen aus Holz aufgestellt.
Wir machen uns jetzt keinen Druck mehr. Das, was alles passiert ist, war sehr viel. Ich wünsche niemandem so einen Verlust.

Die Geschichte von Emelie

Ich heiße Carina, bin siebenunddreißig Jahre alt und trage zwei Kinder im Herzen und eins geht mit mir an der Hand durch unser Leben.
Die Schwangerschaft und Geburt meines jetzt fünfjährigen Sohnes Jamie verlief komplikationslos. 2020 war ich das zweite Mal schwanger. Jedoch reiste mein Baby in der zehnten Schwangerschaftswoche zu den Sternen und fast ein Jahr später sollte ihm auch meine Tochter Emelie folgen.

Es war eine unauffällige Schwangerschaft ohne Probleme wie bei meinem Sohn. Mein kleiner Mann wünschte sich von ganzem Herzen ein Baby und er freute sich riesig auf seine Schwester. Bei einer Kontrolluntersuchung in der achtundzwanzigsten Schwangerschaftswoche meinte mein Frauenarzt, dass ein Oberschenkelknochen zu kurz sei und wir das genauer abklären sollten. Es folgten unzählige Untersuchungen, wo aber niemand genau wusste, was los ist. Wir fuhren von einem Termin zum nächsten. Uns wurde immer gesagt, dass sie nicht gesund ist und Auffälligkeiten für einen Gendefekt bestehen. Ich dachte damals, dass dies die schlimmste Zeit meines Lebens sei – diese Ungewissheit, diese Angst und die vielen schlaflosen Nächte. Doch es sollte noch viel schlimmer kommen.

Nach vier Wochen waren alle Befunde und Untersuchungsergebnisse von den vielen Tests beisammen und wir hatten unseren Termin in der Pränataldiagnostik. Wir saßen vor unserer Ärztin und sie sagte uns die ganzen Testergebnisse mit einem hochmedizinischen Fachausdruck, den wir nicht verstanden. Ich fragte nach, was sie damit meinte, und sie sagte: „Ihre Tochter ist nicht überlebensfähig und wird nach der Geburt sterben." Wir hatten mit allem Schlimmen gerechnet, nur nicht mit diesem. Unsere Emelie hatte Trisomie 9, ein sehr seltener Gendefekt, wo es keine Hoffnung oder irgendwelche Überlebenschancen gibt. Sie wussten nicht, wie lange sie nach der Geburt leben würde – Minuten, Stunden oder vielleicht auch ein Tag. Wir wurden gefragt, ob sie einen Abbruch durch Tötung mit einer Spritze beantragen soll (dies muss von einem Team bewilligt werden und kann sehr lange dauern) oder ob wir eine normale Geburt wollen. Unsere Welt zerbrach gerade und dann sollten wir auch noch mitteilen, in welcher Art sie zerbrechen soll. Und warum beschreibt eine Ärztin, die auf so einer Station arbeitet (wo dies leider sehr oft vorkommt), dass unsere Tochter stirbt mit Fachausdrücken, die kein Laie versteht? Sie haben sich alle rührend um uns gekümmert, aber das verstehen wir bis heute nicht.

Wir wurden in ein anderes Zimmer gebracht, wo wir uns einmal sammeln konnten. Wir konnten es nicht glauben, was sie uns gerade gesagt hatte. Doch in dieser so furchtbaren Situation sagten wir uns, dass es besser so sei, als hätte sie ein Leben, das wahrscheinlich nicht lebenswert wäre. Ich spürte sie jeden Tag und nur durch mich und unsere Verbindung im Mutterleib war sie noch am Leben. Wir entschieden uns in der achtunddreißigsten Schwangerschaftswoche für einen Kaiserschnitt, den ich sowieso gehabt hätte. Wir bekamen eine Woche später den Termin – am 06. Dezember 2021. Das Schlimmste, was man sich nur vorstellen konnte, war nun eingetroffen und ich wusste, ich werde sie in einer Woche kennenlernen. Es wird das schönste Hallo und das schlimmste Auf Wiedersehen werden, das man sich nur vorstellen konnte. Ich hatte solche Angst vor diesem Moment. Nun mussten wir einem Fünfjährigen erklären, wieso seine so geliebte Schwester ein Engel und zu den Sternen reisen wird. Ich wusste nicht, wie und wann man es besten macht. Was soll man sagen, wenn man selber nur weinen kann und nicht mehr weiter weiß? Ich wusste auch nicht, ob er sie sehen und sich verabschieden soll. Kann man einem Kind so was zumuten? Ja, man kann und man sollte es unbedingt tun. Das kann ich jetzt im Nachhinein aus tiefster Überzeugung sagen. Wir erklärten ihm, dass ihr Herz nicht gesund sei und sie leider nach der Geburt sterben und ein kleiner Engel wird, der in den Himmel fliegt. Er sagte sofort in seiner kindlichen Direktheit, dass wir ja wieder ein Baby haben können. Nach zwanzig Minuten fing er bitterlich an zu weinen, so tief und traurig wie selten nur. Mit so einer Reaktion hatten wir wohl alle nicht gerechnet, aber mit was kann man schon rechnen in so einer Situation. Man funktionierte einfach. Ich konnte nicht komplett zerbrechen. Da war ja noch mein Sohn, der mich brauchte. Ich hätte es so gern getan, einfach zerbrechen und nichts mehr spüren. Ich wollte aber in dieser Woche noch alles Mögliche für Emelie tun. Ich konnte es ja nachher nicht mehr. Ich nähte ihr eine kuschelige Nestdecke, dass sie gut eingehüllt ist und sich geborgen fühlt, wo immer sie dann auch ist. Ich stickte auf das Nestchen Bären mit Flügeln, wo unsere Namen draufstehen. Ich machte ihr einen Stoffbären mit Namen und mein Sohn fädelte eine Perlenkette mit seinen Lieblingsfarben auf. Sie hängten wir dem Bären um. Mein Sohn bekam auch noch einen größeren Bären, damit sie beide den gleichen haben. Mein Mann machte ein Holzherz mit Namen, das auch auf das Kuschelnest kam. So hatte sie von jedem etwas, wenn sie ihre Reise in den Himmel antritt. Ich bestellte noch eine Kette mit einem Elefanten, der in sich einen kleinen trug, den mein Sohn bekam. Emelie bekam auch so einen, nur in ganz klein und so hatten wir alle die gleichen immer bei uns. Das Thema, wie unser Sohn sich verabschiedet, lag immer noch im Raum und ich wusste einfach nicht, was das Beste sei. Mein Herz sagte ja, nur eine Ärztin verunsicherte uns leider in dieser Zeit. Ich nahm Kontakt mit einer Trauerberaterin, meiner Bestatterin und meiner Sternenkindfotografin auf. Alle sagten mir, wie wichtig es sei, dass sich die Geschwister verabschieden können. Der Tag kam näher und es war alles vorbereitet, so gut man halt so was vorbereiten kann. Ich nahm alles mit in das Spital und baute mir auf meiner Fensterbank alles schön auf. Ich machte meiner Emelie auch noch eine Kerze, die ich dazu stellte. Es sah so aus, als ob lauter Begrüßungsandenken wie bei einer normalen Geburt da standen. Auch meine Mama und Freundinnen hatten sich liebevolle Gedanken gemacht und so hatte jedes Erinnerungsstück seinen Platz auf meiner Fensterbank. Vielleicht brauchte ich das auch, um alles schön herzurichten und vorher noch alles für sie zu nähen und zu basteln, weil ich ja wusste, es wird das Einzige sein, was ich je für sie machen darf.

Ich wurde zum Kaiserschnitt vorbereitet und es standen mir liebevolle Schwestern, mein Mann und eine tolle Hebamme zur Seite. Und da war sie, meine wunderschöne Emelie. Man merkte ihr von außen nichts an. Dadurch war es vielleicht noch unbegreiflicher, dass sie wirklich sterben würde. Man hörte sie nicht schreien und sie öffnete ihre Augen nicht, aber man hörte sie atmen. Irgendwann hörte man dieses Atmen nicht mehr. Wir wissen es nicht genau, aber wir denken, dass sie eine halbe Stunde am Leben war, um uns zu begrüßen. Nach einer dreiviertel Stunde durften wir in unser Zimmer, wo meine Mama mit unserem Sohn und unserer Sternenkindfotografin wartete. Komischerweise war zu diesem Zeitpunkt alles gut. Mein Sohn lernte seine Schwester kennen. Er wusste nicht, dass sie nicht mehr lebte, und glaubte, dass sie schläft. Meine Mama konnte ihr Enkelkind in den Armen halten. Wir machten so schöne Fotos. Eigentlich war alles so, als würde sie leben und nur schlafen. Es war unwirklich und ich war irgendwie wie in Trance. Doch als sie gingen und es ruhig wurde, da brach alles auf mich ein. Es wurde von Stunde zu Stunde schwerer, der Gedanke, sie hergeben zu müssen. Dieses Gefühl, als ob ein Stück vom eigenen Herzen mitgenommen wird. Dieses Gefühl ist unbeschreiblich und ich wusste nicht, dass es so ein furchtbares Gefühl überhaupt geben konnte. Bis heute fühle ich es noch oft in mir – dieses Gefühl in dieser Situation, wo ich sie der Schwester für immer gab. Wir hatten sie bis zum Abend bei uns, nur in der Nacht gab ich sie der Schwester. Die mir aber sagte, ich bräuchte nur läuten und sie bringt sie mir sofort wieder. Ich dachte vorher niemals, dass ich mein totes Kind so lange bei mir haben könnte und wollte. Am nächsten Tag gab es in der Kapelle eine Art Taufzeremonie. Mein Bruder mit seiner Frau und meine Mama waren auch dabei. Das war irgendwie auch ganz wichtig für uns. Sie war jetzt noch mehr ein Teil der Familie, da sie andere Familienmitglieder kennenlernen durfte. Es war auch zeitgleich eine Art Verabschiedungszeremonie. Jedoch als diese vorbei war, wusste ich, dass ich meine Tochter nun für immer hergeben musste. Ich überreichte sie der gerührten Schwester mit den Gedanken, wenn ich dich jetzt nicht hergebe, dann kann ich es nie wieder tun.

Das eigene Kind zu verlieren, ist so, als ob die Türe deines Herzens offen bleibt. Du hast deine Tür all die Monate gut aufgebaut und gefüllt mit Gefühlen der Liebe, Vorfreude, Glück und Zukunftsplänen. Doch jetzt ist dir all das genommen worden. Die Tür bleibt offen und es zieht ganz furchtbar. Gefühle können ein- und ausgehen, wie sie wollen. Unerwartet und ohne Vorankündigung. Diese Türe zu schließen, vermag wohl nur mein Sternenkind, bis wir uns irgendwann wieder sehen.

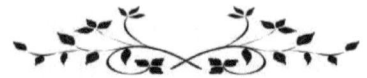

Die Geschichte von Familie Alili

Alles fing am 01. Oktober 2020 an. Ich war damals achtunddreißig Jahre alt und in der fünfunddreißigsten Schwangerschaftswoche, als ich morgens aufwachte und ein Brennen in meinem Unterleib spürte, bei dem ich fast ohnmächtig wurde. Es war meine dritte Schwangerschaft, doch dieses Brennen war mir unbekannt. Mit größter Mühe und Not schaffte ich es zu meinem

Handy und rief meinen Mann an, er solle schnell heimkommen. Ich wusste nicht, was hier passierte. Als mein Mann da war, sind wir sofort zum Kreißsaal gefahren. Beim Ultraschall bemerkte die Oberärztin, dass meine Gebärmutter jeden Moment zu reißen drohte. In dem Fall hätten ich und mein Kind kaum Überlebenschancen, so die Oberärztin. Kaum eine halbe Stunde später lag ich auf dem Operationstisch. Es musste sofort ein Notfallkaiserschnitt gemacht werden. Sie sagten, es geht um jede Minute. Wir hatten es geschafft, beide wohl auf zu sein – meine Prinzessin und ich.

Doch was ich damals nicht wusste, bekam ich dieses Jahr mit voller Wucht zu spüren. Ich war Mutter von drei gesunden Kindern. Alle Schwangerschaften waren unter einer Hormontherapie entstanden. Da ich unter Endometriose leide, brauchte ich lange, um schwanger zu werden. Doch mit drei Kindern war meine Familienplanung abgeschlossen, dachte ich. Es war im Sommer 2022, als wir aus dem Urlaub kamen und ich sehr unter Übelkeit litt. Kein Tag verging, ohne dass es schlimmer wurde. Ich wollte einen Routinecheck machen lassen. Vielleicht hatte ich eine Nahrungsmittelvergiftung im Urlaub bekommen. Meine Ärztin nahm mir Blut ab und eine Stunde später bekam ich den Anruf, der mich umhaute. Ich war schwanger!!!! Ohne Hormontherapie, ungeplant, einfach so. Ich brach in Tränen aus und konnte mich kaum fangen. Ich war fast vierzig Jahre und meine kleinste Maus keine zwei Jahre alt. Ich wusste nicht, wie mir geschah, aber wir freuten uns. Mein Mann sagte: „Schau, noch ein Wunder, ohne dass wir nachhelfen mussten."

Dann der nächste Anruf meiner Frauenärztin: „Frau Alili, wir haben ein großes Problem." Ich erstarrte. Was ist passiert? Sie sagte mir, sie hat sich meine Akte rausgeholt, etwas nachgeschaut und muss mich dringend sprechen. Am nächsten Morgen in der

Praxis klärte sie mich auf, was bei dem Notfallkaiserschnitt damals passierte. Sie sagte mir, ich darf jetzt nicht schwanger sein, weil die Ärzte damals meine Gebärmutter nicht zugenäht hatten. Es war unmöglich, da diese nur ein Hauch von Gewebe war und man hatte es nicht nähen können. Es sollte einfach verwachsen. Unter der Schwangerschaft konnte die Gebärmutter jeden Moment reißen und ich wäre in Lebensgefahr. Diese Worte vergesse ich nie: „Frau Alili, einer von euch beiden kann diese Schwangerschaft eventuell nicht überleben." Warum hat man mich damals nicht aufgeklärt? Warum war denen das nicht wichtig? Wieso hat man mir das verschwiegen? Voller Tränen sollte ich sofort ins Krankenhaus zum Professor. Ich war außer mir. Warum hat man mich damals nicht aufgeklärt? Warum habe ich davon nichts gewusst? Außer ein „Es tut uns leid" kam nichts. Ich hatte nie verhütet, da ich eigentlich ohne Hormone nicht schwanger werden konnte. Der Professor versprach mir, wenn ich mich für das Kind entscheide, wird er mich die gesamte Schwangerschaft begleiten. Was ich auch tat. Ich wollte mein Kind. Ich wollte keinen Abbruch. Bis zur zwanzigsten Schwangerschaftswoche ging alles gut. Die Ärzte sagten mir, wenn ich es bis zur dreiundzwanzigsten Woche schaffe, machen wir einen Kaiserschnitt. Dann kommt der Kleine in den Brutkasten und wir haben es beide geschafft. Das waren nur noch drei Wochen. Doch ab der sechzehnten Woche bekam ich plötzlich keinen Termin mehr. Die Helferinnen im Krankenhaus sagten mir, wenn es mir mal nicht gut gehen sollte, soll ich mich einweisen lassen. Sie können mich nicht ewig beobachten. Man ließ mich nicht mal mit dem Professor telefonieren. In der Pränatalklinik sagte der Chefarzt, ich soll alle zwei Wochen zu ihm, aber die Helferinnen wollten mir keine Termine mehr rausgeben. Meine Frauenärztin gab mir in meinem Zustand erst nach zwei Monaten einen Termin. Ich bekam Schmerzen. Sie sagten mir, dass Blut im Urin sei und ich Nierensteine habe. Ich solle gefälligst zum Urologen. Die Wehen fingen an. Ich bekam Bluthochdruck. Ich spürte mein Baby nicht mehr. Mein Mann war ratlos. Wir riefen im Krankenhaus an. Die schrien mich an, sie seien kein Ersatz für meine Frauenärztin. Also rief ich bei ihr an und bekam ein Fauchen „Es sind die Nieren. Ich soll runterkommen!" Bis meinem Mann der Kragen platze und er dort Terror machte. Einen Tag später kam es zur Untersuchung bei meiner Frauenärztin – nach einer Woche Wehen und Bluthochdruck. Eine Woche hatte ich mein Baby schon nicht mehr gespürt. Als ich in der Praxis war, kam noch eine Predigt: „Sie sind ja hartnäckig. Wir haben Ihnen doch gesagt, dem Baby geht es gut. Warum kommen sie denn schon wieder?" Das war ein Monat nach meiner letzten Untersuchung. Ich bestand auf einen Ultraschall, weil ich Wehen von Nierenschmerzen unterscheiden kann. Als meine Frauenärztin den Ultraschallkopf auflegte, war sie plötzlich ganz kleinlaut. „Hm, das gefällt mir nicht", sagte sie. In dem Moment ging mir die Pumpe. Mein Herz raste. Ich fragte sie: „Schlägt das Herz?" „Ich sehe keinen Herzschlag!", schrie ich. Sie war ganz still, ging raus und kam wieder. Sie legte wieder den Ultraschallkopf auf und sagte ganz ruhig: „Es tut mir leid, ihr Baby ist gestorben." Ich schrie! Ich weinte! Ich zitterte! Ich schrie immer lauter und kreischte: „Mein Baby! Mein Baby!" Es war vorbei – alles aus. Der ganze Kampf all die Wochen.

Man wies mich ins Krankenhaus ein, wo die Wehen für die Geburt eingeleitet werden sollten. In meinem Zimmer standen fünf Ärzte, die mir sagten, sie haben den Professor im Urlaub angerufen und eine Ärztekonferenz wegen mir abgehalten, weil alle ratlos waren, wie sie nun mein Leben retten können. Ich war in

Lebensgefahr. Man durfte keinen Kaiserschnitt durchführen, weile innere Blutungen drohten. Ich musste normal entbinden. Vier Tage voller Wehen und Schmerzen. Vier Tage voller Leid. Ich habe mehrmals mein Bewusstsein verloren. Drei Infusionen wurden gleichzeitig angelegt. Es kam nichts – nur Wehen und Geschrei. Ich brach zusammen und war in einer Welt, die jenseits dieser war. Mein Mann war zuhause und konnte nicht bei mir sein, weil wir von allen im Stich gelassen wurden. Keiner, der auf die Kinder aufpasste. Ich musste es ganz alleine schaffen. Trotz PDA, trotz dreifacher Infusion – meine Schmerzen zerrissen mich innerlich. Die Ärzte benachrichtigten meinen Mann, er solle meine Familie informieren, sie sollen sich darauf einstellen, dass ich nicht mehr lebend aus dem Krankenhaus komme. Ich hörte die Ärzte nur umherschwirren, wie in Trance: „Nachfüllen! Nachfüllen! Wir verlieren sie!" Wieder die zerreißenden Schmerzen. Ich schrie, bis mir schlecht wurde. Ich erbrach jedes Mal nur grüne Galle. Ich schrie: „Helft mir! Ich sterbe! Ich sterbe!" Und war wieder nicht mehr bei Bewusstsein.

Plötzlich eine kalte Hand, die mich weckte. Ich sah einen blauen Kittel. Eine Oberärztin saß an meinem Bett und sagte mit sanfter Stimme leise zu mir: „Frau Alili, jetzt hilft nur noch beten. Wir können nichts mehr für sie tun. Bitte beten Sie. Sie sind in einem Ausnahmezustand. Ein Gebet in den Himmel, mehr können wir nicht machen. Wir haben viele Blutkonserven für Sie besorgt. Sie müssen es schaffen. Ihre Kinder warten da draußen." In dem Moment hörte ich wieder die Stimme meiner achtjährigen Tochter, wie sie mir einen Abend zuvor sagte: „Mama, du fehlst mir. Lass mich nicht alleine. Ich liege in deinem Bett und rieche an deinen Sachen. Ich vermisse dich so sehr und weine nur noch. Mami, komm nach Hause. Bitte, Mami, komm heim!" Ich kam langsam zu mir und sah vier Ärzte und drei Hebammen an meinem Bett. Ich war umstellt von EKG-Geräten, Ultraschall und Infusionsstangen. Doch ich spürte nichts, keinen Schmerz, kein Erbrechen, nur Leere.

„Frau Alili, sie sind wieder bei Bewusstsein", sagte jemand. In dem Moment gab es einen heftigen Riss und ein Schrei von mir wie in einem Horrorfilm. Es kam, mein Baby kam. Nebenan hörte ich ein Babygeschrei und ich dachte, es sei meins. „Ist es mein Baby?" Haben die sich alle geirrt? Mein Baby lebt? Ich sah eine Hebamme, die Tränen liefen ihr. Sie sagte: „Nein, ihres ist es nicht." Ich sah in mein Bett. Alles voller Blut und mittendrin mein kleiner lebloser Engel. Mein Baby! Mein Engel! Es war vorbei.

Am 15. Dezember 2022 um 16:38 Uhr kam mein Sternenkind still zur Welt. Mir wurde schwarz vor Augen. Ich sah kaum was und wieder brach Hektik aus, wieder Schmerzen. Ärzte kamen rein: „Wir müssen operieren", hörte ich, „wir verlieren sie. Schnell!" Ich hörte nur ein langsames EKG. Ich spürte nur Kälte und wie das Narkosemittel durch meine Venen schoss. Wieder nur ein schwarzes Licht. Langsam kam ich zu mir. Es war alles dunkel, nur ein kleines Nachtlicht brannte. Eine Nachtschwester kam rein. Ich fragte sie, was passiert war. Mit sanfter Stimme sagte sie leise: „Alles gut, Sie haben es geschafft. Sie haben überlebt."

Mein Mann durfte noch zu später Stunde mit den Kindern zu mir ins Zimmer und sie brachten uns unser Baby. Ich habe meinen Mann nie so erlebt. Ich zitterte, als er den kleinen Engel in den Armen hielt. Seine Tränen flossen in Strömen, als er sagte: „Mein Sohn, mein Engel Hamza, bitte mein Schatz, öffne für deinen Papa deine Augen. Lass mich einmal deine Stimme hören.

Schrei nur kurz, bitte, mein Sohn. Bitte, tu es für deinen Papa, nur einmal." Nur Totenstille.

Bei der Entlassung sagte man mir, ich soll mich nach zwei Wochen bei meiner Frauenärztin und beim Professor zur Nachuntersuchung vorstellen. Ich sagte: „Nie im Leben!" Als ich um deren Hilfe bat, hatten sie mich fallen gelassen. Jetzt brauchte ich sie nicht mehr. Es ist zu spät. Die beiden hatten versagt.

Ich lehnte meinen Kopf an die Schulter meines Mannes, nahm meine kleine Tochter an die Hand und wir liefen langsam den Flur entlang – nach Hause.

Das, was ich erleben musste, wünsche ich niemandem. Keine Frau auf der Welt soll diese Erfahrung machen müssen, welche ich gemacht habe.

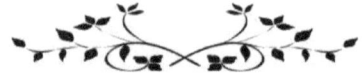

Die Geschichte von Mandy und Liam

Alles fing am 15. Dezember 2020 an. Ich wusste noch nichts von dem Baby, denn der Schwangerschaftstest am 14. November war negativ. Ich lebte mein Leben also ganz normal weiter, ohne zu wissen, dass ein kleiner Mensch schon in mir lebte. Zu dieser Zeit war ich sehr viel Stress ausgesetzt und hatte mich diesem auch nicht entzogen. Nachmittags am 15. Dezember war noch alles gut. Ich hatte tagsüber nur leichtes Bauchweh und dachte, meine Tage kommen endlich. Dem war nicht so. Mein Freund kam rüber, um Wäsche aufzuhängen. Ich wollte ihm helfen, doch als ich aufstehen wollte, hatte ich auf einmal solche Bauchschmerzen, dass ich mich nicht mehr hinsetzen konnte. Mein

Freund holte mir das Heizkissen und ging dann selber auf die Toilette. Ich weinte vor Schmerzen und als ich dann endlich aufstehen konnte, merkte ich, wie mir das Blut die Beine runter lief. Ich ging so schnell, wie es mir möglich war, auf die Toilette. Ich konnte mich nur unter extremen Schmerzen hinsetzen. Das Blut lief wortwörtlich nur aus mir raus. Ich weinte. Mein Freund stand mir immer zur Seite. Wir dachten, es wäre diese mir bekannte Zyste, die geplatzt ist und ich hätte nun endlich meine Tage. Deshalb nahm ich auch zwei Schmerztabletten, weil die Schmerzen unerträglich waren. Ich saß eine dreiviertel Stunde auf der Toilette und das Blut lief und lief. Ich konnte nicht mal Pipi machen. Irgendwann konnte ich aufstehen. Ich saß in unserem Wohnzimmer, als mein Freund und meine Familie kamen. Während wir auf die Essensbestellung warteten, rauchte ich auch noch Zigaretten. Ich wusste ja nicht, dass ein Krümelchen im Bauch existierte. Meine Schwester äußerte den Verdacht, dass ich vielleicht eine Fehlgeburt hatte, weil man normalerweise nicht so sehr blutet und solche Schmerzen hat. Ich gab da erstmal nichts drauf. Vielleicht auch aus Angst, dass es wahr sein könnte.

Am nächsten Tag waren die Schmerzen immer noch da. Ich rief meine Mama an und bat sie, heute schon mit mir zum Frauenarzt zu fahren. Eigentlich hätten wir den Termin erst am 17. Dezember gehabt. Durch Corona musste ich alleine in die Praxis, ohne zu wissen, was auf mich zukam. Im Untersuchungszimmer sprach der Arzt erst mit mir. Ich sagte ihm, dass ich nicht von einer Schwangerschaft ausgehe, weil der Test am 14. November ja negativ war, aber ich mich wunderte, dass meine Tage so lange ausblieben. Ich erzählte ihm auch von den Schmerzen und der Sturzblutung am Vorabend. Als Nächstes tastete er meine Brust ab. Danach hatte er schon einen etwas komischen Blick, aber ich dachte mir nichts dabei. Während des vaginalen Ultraschalls sagte er nichts. Er blieb kurze Zeit später mit seinem Blick auf dem Monitor hängen, schaute mich an und schaute wieder drauf. In dem Moment schaute auch ich auf den Monitor, wo ich sehen konnte, was er sah. Mein Herz blieb stehen. Er schaute mich an und sagte: „Frau Kröpelin, herzlichen Glückwunsch. Sie sind schwanger und ihr Baby ist 7 Zentimeter groß." Ich fragte ihn im Schockzustand ganz ängstlich und voller Sorge, ob denn alles gut sei und es dem Baby gut gehe. Er sagte, dass alles in Ordnung ist und das Herz schlägt. Er konnte sich allerdings diese Sturzblutung nicht erklären. Er druckte das erste Ultraschallbild unseres Winzlings aus, eins für uns und eins für die Akte. Ich war wirklich geschockt, dass ich schwanger war. Mich plagten auch Schuldgefühle. Er hatte mir dann noch ein Medikament verschrieben, was ich mir vaginal einführen sollte, damit die Blutungen aufhörten. Außerdem sollte ich Bettruhe halten. Ich schrieb gleich meinem Freund. Er freute sich sehr. Wieder im Auto erzählte ich meiner Mama, dass ich schwanger bin, und brach in Tränen aus. Als ich mich wieder beruhigt hatte, sind wir nach Hause gefahren. Auf dem Heimweg sagte meine Mama noch, dass wir das schaffen und das Baby sicher von meinem großen, schon verstorbenen Bruder geschickt wurde. Zuhause angekommen, erwartete mich schon mein überglücklicher Freund freudestrahlend. Die Blutung ging dank der Tabletten zurück.

Die Zeit verging und schon war der nächste Termin beim Frauenarzt. Er untersuchte mich und konnte bestätigen, dass die Blutung weg war und es dem Baby gut ginge. Es war wieder ein Stück gewachsen, alles war normal und zeitgerecht. Der Arzt füllte meinen Mutterpass aus und ordnete uns in die dreizehnte

Schwangerschaftswoche ein. Er sagte auch, dass ich mich jetzt langsam wieder bewegen könne, allerdings soll ich bei erneuten Blutungen gleich ins Krankenhaus. Irgendwie traute ich mich an diesem Tag noch nicht wirklich, mich zu bewegen und die Bettruhe aufzugeben. Erst ein Tag vor Weihnachten hatte ich den Mut, mich etwas mehr als nur vom Bett auf das Sofa zu bewegen. Wir gingen zu Freunden, die keine fünf Minuten von uns weg wohnten. Alles war gut, auch das Laufen machte mir keine Probleme. Dort tranken wir etwas Apfelschorle und ich musste alle paar Minuten auf die Toilette. Beim dritten Mal hing wieder Blut am Toilettenpapier. Ich erschrak und hatte Angst um unser Kind. Ich holte meinen Freund, sagte ihm, was los war, und wir gingen zurück nach Hause. Dort angekommen riefen wir den Krankenwagen, der uns dann mitnahm. Ich weinte, weil ich sehr große Angst hatte. Im Krankenhaus angekommen, wurde ich gleich untersucht. Mit unserem Baby war alles in Ordnung, aber ich sollte über Nacht dort bleiben. Am nächsten Tag kam nach dem Frühstück die Visite. Ich teilte ihnen freudig mit, dass die Blutung aufgehört hatte. Die Ärzte sagten mir, dass meine Entzündungswerte ziemlich erhöht sind und ich sollte abends ein Antibiotikum nehmen. Während ich auf die Entlassung wartete, musste ich auf die Toilette. Dort der nächste Schock – eine periodenstarke Blutung. Damit hatte sich Weihnachten zu Hause auch erledigt und die Angst um das Baby war wieder groß. Ich klingelte direkt nach der Schwester, sie half mir zurück ins Bett und stellte es auch so ein, dass die Beine weit oben lagen, um eine Fehlgeburt zu verhindern. Ich rief gleich zu Hause an und sagte, dass ich wieder stark blute und heute doch nicht entlassen werde. Alle waren sehr traurig, vor allem mein Freund. Ich fühlte mich einfach nur einsam und verängstigt. Die Ärztin kam und ich fragte, ob wir noch einen Ultraschall machen könnten. Doch sie verneinte das. Sie sagte, ich solle weiterhin Bettruhe halten und mich schonen. Außerdem sagte sie mir auch, dass mein Freund für eine Stunde vorbeikommen durfte. Darauf freute ich mich sehr. So verbrachten wir also unser erstes gemeinsames Weihnachten „zu dritt" im Krankenhaus. Die Stunde verging zu schnell und mein Freund musste wieder gehen. Mir liefen wieder die Tränen. Ich fühlte mich alleine und hatte solche Angst. Die nette junge Schwester schaute zwischendurch vorbei, doch ich fing immer wieder an zu weinen, wenn jemand das Zimmer betrat. Sie war die Einzige, die mich trotz der Anordnungen in den Arm nahm. Ich war ihr so dankbar dafür. Die Nacht schlief ich wieder sehr unruhig, ich wollte doch nur nach Hause. Am nächsten Morgen blutete ich noch immer. Deswegen musste ich weiter im Krankenhaus bleiben. Nachmittags durfte mich mein Freund nochmal für eine Stunde besuchen. Er brachte mir ein Kuscheltier mit seinem Duft mit. Wir haben dann auch gemeinsam beschlossen, wenn es bei dieser minimalen Blutung bleibt, dass ich am nächsten Tag nach Hause komme. Es wurde ja eh nichts untersucht. Am zweiten Weihnachtsfeiertag war die Blutung weg. Das konnte ich auch der Visite mitteilen und wurde dann zum Mittag entlassen. Zu Hause legte ich mich gleich wieder hin, um die verordnete Bettruhe einzuhalten. Abends bekamen wir noch Besuch von Freunden. Es tat gut, nicht mehr alleine im Krankenhaus zu sein. Doch das Gute wurde wieder getrübt, denn ich fing wieder an zu bluten. Wir hatten beschlossen, dass wir nur ins Krankenhaus fahren, wenn es zu Sturzblutungen oder extremen Schmerzen kommt. Wenn das alles nicht eintritt, fahren wir am 04. Januar zum Frauenarzt.

Dann war Silvester, das ich nur im Liegen verbringen durfte. Alle waren bei uns. Das war anfangs auch schön, aber je mehr

Alkohol floss, umso lauter wurde es. Das brachte mich an meine Grenzen. Meine Gefühle bestanden nur aus Angst, Traurigkeit und Hoffnungslosigkeit. Somit war ich auch einfach extrem reizbar. So kam es irgendwann dazu, dass ich vor lauter Überforderung anfing zu weinen. Den Neujahrstag verbrachten wir auch alle zusammen als Familie. Leider hatte ich immer noch leichte Blutungen. So fuhren wir am 04. Januar 2021 wieder zum Frauenarzt. Bei der Untersuchung war alles okay und das Baby war auch wieder gewachsen. Der Arzt sagte, dass wir leider immer noch nicht über den Berg wären. Zuhause angekommen legte ich mich gleich ins Bett und blieb den ganzen Tag dort liegen, wie verordnet. Mitten in der Nacht wurde ich wach und musste auf Toilette. Ich verlor einen handflächengroßen Blutklumpen. Meine Angst stieg ins Unermessliche. Ich fing gleich wieder an zu weinen. Mein Freund stand auf, aber hatte auch keinen Rat. Am nächsten Morgen kam meine Mama mit meiner Schwester und wir beschlossen, gleich zum Frauenarzt zu fahren. Mein Freund konnte leider nicht mit, weil es ihm nicht gut ging. Ich hatte Angst, alleine rein zu gehen. Also kam meine Mama mit. Diesmal durfte sie auch bei mir bleiben. Zur Untersuchung musste ich jedoch alleine rein. Ich hatte Angst davor, was der Arzt sagen würde. Es war „nur" ein sogenannter Koagel, geronnenes Blut. Der Arzt machte nochmal einen Ultraschall über den Bauch und meine Mama durfte zum ersten Mal ihr Enkelkind sehen. Sie war sehr begeistert. Zu Hause stieg die Angst in das Unermessliche. Eigentlich bestand ich nur noch aus Angst. Ich hielt mich natürlich immer an die verordnete Bettruhe. So langsam war es aber für alle anstrengend, weil sie auch nicht mehr wussten, wie sie mir die Angst nehmen konnten.

Die Zeit verging weiter und das Baby wurde auch immer größer. Ich spürte seine Bewegungen langsam als zartes Flattern. Es liebte meine Blase, denn dort lag es eigentlich immer drauf. Leider wurde die Freude auf das kleine Menschlein immer wieder von der dauernden Blutung und dem Verlieren der Blutkoagel überschattet. Wir waren dann am 19. Januar nochmal beim Arzt. Die Blutung wurde schon ein wenig besser. Bei der Untersuchung dachte der Arzt, dass er den Übeltäter endlich hatte – einen Polypen, der aus dem Muttermund wächst. Am 27. Januar sollte bei einer Mini-Operation der Polyp entfernt werden. Wir mussten einige Zeit warten, bis wir dran kamen. Erstmal wurde ein vaginaler Ultraschall gemacht. Während der Untersuchung sagte der Arzt, dass er keinen Polypen sieht. Er machte nochmal einen Ultraschall über den Bauch. Er schwieg sehr lange, was mir Angst machte. Ich fragte, ob alles in Ordnung ist. Er antwortete wieder eine gefühlte Ewigkeit nicht. Irgendwann stellte er zu meiner Erlösung die Herztöne laut. Da mein Fruchtwasser etwas wenig war, musste ich noch einen Test bezüglich eines vorzeitigen Blasensprungs machen. Das Ergebnis war negativ. Also schickte er mich nach Hause.

Die Tage vergingen weiter und ich schlief immer unruhiger. Ich hatte ja schon die ganze Zeit komisch geträumt, aber der Traum von der Nacht zum 30. Januar hatte mir regelrecht den Boden unter den Füßen weggezogen. Es war vier Tage vor dem Verlust. Ich träumte, dass unser Baby, ein Junge, in die Toilette fällt und stirbt. Ich redete darüber gleich mit meiner Mama und meinem Freund. Sie nahmen mir die Angst damit, dass solche komischen Träume wohl zu einer Schwangerschaft dazugehören. Ich glaubte ihnen und beruhigte mich. An diesem Tag bekam ich auch wieder ein Ziehen im Bauch und im unteren Rücken. Ich dachte mir nur, es wären die Mutterbänder, obwohl ich teilweise nicht mehr wusste, wie ich liegen sollte. Die Schmerzen gingen über mehrere Tage. Doch ich sagte es niemandem, weil ich nicht wieder die total Verängstigte sein wollte. Irgendwann waren sie auch wieder vorbei, ich weiß nur nicht mehr genau, wann.

Am 02. Februar gingen wir in die Stadt, um die Erstausstattung zu beantragen. Alles war so weit okay und es tat gut, mal wieder andere Gesichter zu sehen. Wir träumten uns wieder in die Zukunft mit unserem Baby. Abends im Bett spürte ich dann einen deutlichen Tritt von ihm. Ich ahnte nicht, dass es das letzte Mal sein würde. Gegen 1:30 Uhr wurde ich durch Schmerzen wach. Ich dachte, ich hätte Verstopfung und ging auf Toilette. Dort stellte ich fest, dass ich gar nicht mehr blute. Für einen Moment war ich glücklich, aber die Schmerzen waren einfach zu heftig. Ich ging wieder ins Bett. Doch egal, in welche Position ich mich legte, es wurde nicht besser. Also weckte ich meinen Freund, damit er mir seine warme Hand auf den Bauch legte. Ich erhoffte mir dadurch Linderung. Leider kam sie nicht. Er kochte mir noch einen Tee und ich nahm noch eine Magnesiumtablette. Ich versuchte, mich auch wieder hinzulegen. Doch egal wie, es ging nicht. Nach einem zehnminütigen Versuch zu liegen, beschlossen wir, meine Mama zu rufen. Sie kam gleich zu mir ins Bad und setzte sich vor mich. Mir wurde auf einmal übel und schwindelig. Da der Bauch nicht hart wurde, gingen wir davon aus, dass die Schmerzen vom Polypen kamen. Wir veratmeten die Schmerzen und ich kam langsam zu Ruhe. Gegen 3:45 Uhr wurde ich wach, weil ich merkte, dass irgendwas lief und ich hatte Druck, als müsste ich auf die Toilette gehen oder als würde ich gleich wieder einen Koagel verlieren. Ich ging also auf die Toilette. Meine Mama riss die Tür auf und ich fing an zu weinen, weil das Pressen so wehtat. In dem Moment machte es „platsch" und unser Baby fiel in die Toilette. Ich sah nur, wie mir die Nabelschnur raushing und schrie: „Es ist das Baby!" Ich stand so unter Schock, dass ich es nicht mal selbst rausgeholt hatte. Meine Mama holte das Baby raus und sagte, dass es noch lebte. In der Zeit rief mein Freund den Krankenwagen an. Ich schrie nur. Ich stand auch da, während meine Mama unser Baby hielt. Der Rettungswagen kam nach gefühlten Stunden an. Unterdessen war unser Liebling schon in den Händen meiner Mama gestorben. Ein Arzt sagte, ich solle mich hinsetzen. Er legte mir mein Baby auf den Schoß. Ich schaute ihn an und fragte, ob unser Baby tot ist. Er sagte „ja" und in diesem Moment bekam ich das Beruhigungsmittel. Ich war gleich weggebeamt und erinnere mich nur noch daran, dass ich im Treppenhaus stand. Richtig aufgewacht bin ich erst wieder im Krankenhaus auf der Entbindungsstation, als sie mich auf das Bett umlagerten. Ich fing direkt wieder an zu weinen und zu schreien. Ich konnte einfach nicht realisieren, dass unser Baby jetzt tot war. Sie fingen an, es abzunabeln, und sagten mir, dass es ein Junge ist. Ich fing noch mehr an zu schreien. Wir hatten uns doch so einen Jungen gewünscht und ich hatte es die ganze Zeit geträumt. Sie fragten mich, wie er heißen soll. Ich sagte: „Liam". Doch sie verstanden mich nicht. Also schrie ich seinen Namen. Ich glaube, ich habe die ganze Entbindungsstation zusammen geschrien. Irgendwann hatten sie es verstanden.

Dann musste ich zu einer Notoperation, weil die Plazenta nicht mit rausgekommen und ich fast am Verbluten war. Ich wollte meinen Sohn gar nicht hergeben, aber eine nette Hebamme sagte, sie passt auf ihn auf und wird Bilder von unserem Engel machen. Die Operation ging eine halbe Stunde bis Stunde. Als ich wieder auf das Zimmer kam, saß mein Freund da und hielt unser Kind auf dem Arm. Ich sah ihn nur an und sagte unter Tränen:

„Bitte trenn dich nicht von mir." Er fragte nur, warum er sich von mir trennen sollte. „Weil ich unseren Sohn verloren habe." Mein Freund war schockiert. Er war für mich an diesem Tag meine Rettung. Er kümmerte sich so liebevoll um mich, obwohl er selber mit alldem zu kämpfen hatte. Wir durften Liam bis 13 Uhr bei uns behalten. Ich konnte die Zeit aber nicht genießen. Ich hatte nur geweint und stand unter Schmerz- und Narkose- mitteln. Leider gibt es keine Bilder von uns.

Jeder muss seinen eigenen Weg der Trauerbewältigung finden. Es gibt da kein richtig oder falsch. Ich habe zu Hause eine Ge- denkecke für Liam und mache ihn an allen wichtigen Tagen sichtbar. Ich schreibe auch viel auf Instagram über ihn und stehe so in engem Kontakt mit anderen Sternenelterm. Ich schreibe meine Gedanken und Gefühle in einem Buch für ihn auf und habe mir einen Plüschelefanten symbolisch für Liam gekauft. Aber ich habe mir auch nach über einem Jahr Hilfe bei der Onli- ne-Trauerbegleitung der Caritas geholt, weil ich es alleine nicht geschafft habe. Und ich spreche sehr viel über meinen Sohn Li- am.

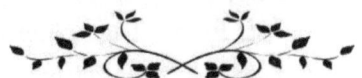

Die Geschichte von Mina

Mein Mann und ich kamen im April 2019 zusammen. Wir ent- schieden ziemlich schnell, dass wir ein Kind möchten, da wir beide sehr junge Eltern werden wollten. Zu dem Zeitpunkt wa- ren wir einundzwanzig Jahre und vierundzwanzig Jahre alt. Im August war es dann so weit – wir hatten alle wichtigen Sachen abgeschlossen und konnten starten. Fünf Monate waren vergangen und es hatte sich nichts getan.

Ende Januar 2020 hatten wir Kohlfahrt und sprachen darüber, dass es leider nichts wird. Doch zwei Tage später hatte ich auf der Arbeit ein komisches Gefühl und habe einen Ovulationstest und zwei Schwangerschaftstest gekauft. Ich bin direkt auf die Toilette gegangen und machte einen davon. Er war endlich positiv. Die Schwangerschaft verlief problemlos und ich habe im Oktober einen kerngesunden Jungen bekommen. Für meinen Mann war danach der Kinderwunsch abgeschlossen, aber ich wollte noch ein Zweites.

Nach der Geburt vertrug ich die Pille nicht mehr und musste sie absetzen. Kurze Zeit später fand ich den zweiten Schwangerschaftstest wieder und hatte mir gedacht: „Ach komm, den mache ich jetzt einfach". Ich hätte nie damit gerechnet, dass er positiv ausfällt. Ich weinte erstmal, da ich Angst vor der Reaktion meines Mannes hatte, aber er freundete sich ziemlich schnell damit an. Meine Schwangerschaft verlief wieder problemlos. Ich hatte nicht mal Übelkeit. Außer Rückenschmerzen durch meinen riesigen Bauch hatte ich gar nichts. Am 21. August 2022 hätte ich meinen Entbindungstermin gehabt. Ich war so aufgeregt, denn es war schon der 19. August. Einen Tag später hatte sie sich auf einmal nicht mehr bewegt und ich dachte, es geht bald los. Abends las ich dann im Internet viel und bin auf etwas gestoßen. Und zwar, dass die Babys ab der achtunddreißigsten Schwangerschaftswoche wieder erhöhtes Risiko zum Sterben haben. Daraufhin fuhren wir ins Krankenhaus, da ich große Angst hatte. Ich machte den ganzen Weg noch Scherze wie „Gleich bewegt sie sich bestimmt, wenn wir da sind". Da angekommen, kam ich ans CTG. Es wurden keine Herztöne gefunden. Dann kam ich zum Ultraschall und sie schallte bestimmt fünfzehn Minuten, bis ich mich traute zu fragen, ob alles in Ordnung sei. Und da kam die Antwort, die keiner hören will: „Tut mir leid, aber das Herzchen schlägt nicht mehr." Ich konnte nicht weinen, ich lag einfach da und habe gestarrt. Ich hatte so gehofft, dass sie sich versehen hat und dass der Oberarzt sagt, dass sie noch lebt.

Mein Mann wollte nicht bei der Geburt dabei sein. Dafür kam seine Mama mit. Ich hatte am nächsten Tag die Geburt einleiten lassen. Erst mit einem Getränk, welches keine Wirkung zeigte. Dann mit Tabletten, die endlich was bewirkt hatten. Ich habe irgendwann Schmerzmittel genommen, da ich die Schmerzen für ein totes Baby nicht aushalten wollte. Die Schmerzmittel vertrug ich allerdings irgendwann nicht mehr, weswegen ich eine PDA nahm. Dadurch brauchte ich dann natürlich wieder wehenfördernde Mittel. Ich bekam einen Wehencocktail und hatte circa vierundzwanzig Stunden Wehenstürme. Von da an, wo ich Presswehen hätte haben sollen, war sie innerhalb von fünf Minuten da. Leider musste ich sie ohne Presswehen rausdrücken. Es war eine Horrorgeburt, die trotz Schmerzmitteln unerträglich war. Sie war schlimmer wie meine erste ohne Schmerzmittel. Selbst die PDA brachte nichts. Am 23. August kam meine Mina mit 4005 Gramm und 56 Zentimeter still zur Welt. Ich habe bis zur letzten Sekunde gehofft, dass sie schreit. Aber es kam einfach nichts. Es hatte sich noch die engste Familie verabschiedet und ich habe sie dann nach vierundzwanzig Stunden in die Obhut des Bestatters gegeben. Das Krankenhaus hatte dann noch versucht, die Obduktionskosten auf mich abzuwälzen. Wir haben eine Obduktion machen lassen, wo nichts bei raus kam, außer dass ich einen Endzottenmangel hatte. Das kann aber nicht der Grund gewesen sein, da sie so groß und schwer war. Vier Monate später kamen die Ergebnisse des Gerinnungstest. Da war eine minimale Abnormalität. Mittlerweile (fünf Monate später) geht es mir an manchen Tagen relativ gut, wenn ich abgelenkt bin. Ansonsten rede ich sehr viel über meine Tochter, denn es hilft und ich möchte sie nicht ausschließen. Sie gehört zu unserem Leben dazu. Ich versuche auch, so oft wie möglich, zur Selbsthilfegruppe zu gehen. Mit Gleichgesinnten zu reden, ist das Beste für mich.

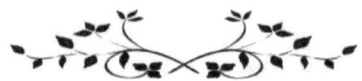

Die Geschichte von Simone

Genau zwanzig Tage war mein Sternchen bei mir. Genau fünf Tage wusste ich von ihm. Und dann musste ich schon wieder Abschied nehmen. Es waren die leichtesten fünf Tage in meinem Leben. Die ganze Last ist von mir abgefallen. Die Last, die ich mir in den zweieinhalb Jahren zuvor aufgeladen hatte. Zweieinhalb Jahre, so lange hatte ich für mein Sternchen gekämpft. So lange hatte ich auf es gehofft. Gewünscht hatte ich es mir schon immer.

Schon immer war für mich klar, dass ich mindestens zwei Kinder haben möchte. Umso trauriger war ich, als ich ein Jahr nach der Geburt meiner Tochter mit massiven Rückenproblemen zu kämpfen hatte und monatelang nicht alleine auf sie schauen konnte. Und sie war damals doch gerade mal ein Jahr alt. Der seelische Schmerz, nicht für sie da sein zu können, und die Angst, dass mein Körper vielleicht keine zweite Schwangerschaft durchhält, waren fast größer als die unerträglichen Schmerzen in meinem Rücken.

Je besser es mir körperlich ging, desto größer wurde die Sehnsucht nach dem zweiten Kind. Drei Jahre nach der Geburt meiner Tochter war ich endlich bereit für ein weiteres Wunder. Aber mein Freund war es nicht. Und dann doch. Und dann wieder nicht. Zu sehr saß ihm die Zeit mit unserer Tochter ohne mich in den Knochen. Er war sich nicht sicher, ob wir es mit einem zweiten Kind schaffen würden. Mein Herz war gebrochen. Und doch waren da immer die Hoffnung und die Gewissheit, dass ein Kind auch von ihm voll und ganz willkommen geheißen würde. Und so war es auch. Die Freude war riesig, als sich unser Sternchen angekündigt hat. Jedoch hielt sie nicht lange. Der Schmerz, als es nach fünf Tagen zu den Sternen geflogen ist, war unermesslich. Ich saß im Schwimmbad unter einer riesigen Esche und erzählte gerade einer Freundin von dem Baby und ich malte mir mein Leben mit meinen beiden Kindern aus. Und da fingen die Blutungen an. Ich ging schwanger ins Krankenhaus rein und kam nicht mehr schwanger raus. Vier Stunden lang saß ich alleine am Ende eines langen Flurs. Ich sah der Sonne zu, wie sie unterging und der Dämmerung, wie sie kam. Und der Nacht, die sich nicht nur über die Stadt, sondern auch über mich legte, als der Arzt sagte, er könne nichts mehr sehen. Eine Fehlgeburt sei leider normal. Auch mit neununddreißig Jahren. Und eine zweite auch. Erst ab der dritten würde man Untersuchungen anstellen. Ich müsse einen Zyklus aussetzen, dann könnten wir es erneut versuchen. Das konnten wir aber nicht. Mein Freund wollte nicht. Ich hatte nicht nur unser Sternchen verloren, sondern auch die Chance auf ein zweites Kind mit ihm.

Es folgten unerträgliche Wochen mit kaum Schlaf und endlosen Tränen. Und ich war allein damit. Mein Freund hatte mich seit dem Tag, als unser Baby gegangen ist, kein einziges Mal mehr gefragt, wie es mir ohne unser Sternchen geht. Mein Herz wurde erst leichter, als mir klar wurde, dass ich auf der Reise zu einem

Regenbogengeschwisterchen nie wieder so alleine sein will. Nachdem ich mein Sternchen verloren hatte, ließ ich auch meinen Freund ziehen.

Mit ein paar Monaten Abstand sehe ich es nicht mehr nur als Verlust an. Erst empfand ich mein Sternchen als RetterIn für unsere Familie. Nun sehe ich es als RetterIn für mich selbst. Dass ich wieder so sein kann, wie ich bin. Dass ich zu mir und meinem Wunsch nach einem zweiten Kind an der Hand stehen kann und nicht mehr auf den Zufall hoffen muss. Dafür bin ich meinem Sternchen unendlich dankbar. Ich würde alles dafür geben, dass ich jetzt in der siebenundzwanzigsten Woche schwanger wäre und mein Baby in gut drei Monaten in den Armen halten könnte. Aber es gibt Dinge im Leben, die hat man einfach nicht in der Hand. Aber ich habe es in der Hand, wie ich die Dinge sehe. Ich weine immer noch jeden Tag mindestens einmal um mein Baby, das zu früh gegangen ist. Ich zähle immer noch jede Schwangerschaftswoche mit. Ich habe Angst vor dem 12. April, wenn der errechnete Geburtstermin wäre. Der Anblick des violetten Bodys, den ich schon für mein kleines Wunder gekauft hatte und nun an der Wand über meinem Schreibtisch hängt, versetzt mir immer noch jedes Mal einen Stich ins Herz. Aber dennoch bin ich inzwischen wieder glücklich und nehme dankend an, was mein Sternchen in gerade mal fünf Tagen in meinem Leben bewirkt hat. Und höre vehement weg, wenn mir mal wieder jemand sagt: „Ach so, du warst erst in der fünften Woche." Nicht erst, sondern schon. Ganze zwanzig Tage hat es geschafft. Ganze zwanzig Tage war es bei mir. Für mich ein ganzes Leben. Von meinem zweiten Kind, das es immer bleiben wird.

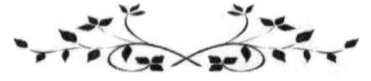

Die Geschichte von Lio Emanuel und Mama Sabrina

Wir wünschten uns schon immer eine große Familie und freuten uns riesig über den dritten positiven Schwangerschaftstest. Leider hatte ich immer wieder ein starkes Ziehen im Unterleib. Laut Frauenarzt waren es die Mutterbänder. Es kam auch immer wieder zu Blutungen, für die es keinen erkennbaren Grund gab. Ich war ständig beim Frauenarzt deswegen, aber unserem kleinen Schatz ging es jedes Mal wunderbar. Ich hatte donnerstags immer Wochenwechsel und ich freute mich jede Woche, wieder ein Stück weiter zu sein. Ich hatte oftmals ein komisches Gefühl, das schwer zu beschreiben ist. Zum Beispiel wollte mein Mann einen Kinderwagen und Möbel kaufen, aber ich wollte lieber noch warten. Es war, als würde mein Körper mir damit signalisieren, dass etwas nicht stimmt. Aber laut den Ärzten war ja immer alles in Ordnung. So verging die Zeit und wir feierten Weihnachten und den Jahreswechsel. Am 03.01.2021 wurden die Blutungen etwas stärker. Deswegen ging ich außerplanmäßig am nächsten Tag zum Frauenarzt. Dem Baby ging es wunderbar. Da der Muttermund schon leicht geöffnet war, musste ich mich schonen.

Am 05. Januar nahm das Schicksal seinen Lauf. Ich wachte kurz nach 2 Uhr morgens auf, weil es mir nicht gut war. Ich wollte auf die Toilette gehen, aber als ich vom Bett aufstand, spürte ich plötzlich etwas Nasses. Es war nicht viel. Es lief mir die Beine hinab und landete auf dem Boden. Meine ersten Gedanken waren, dass ich inkontinent wurde oder das Baby auf meine Blase gestiegen war. Wieso sollte ich auch an etwas anderes denken, schließlich war ja am Vortag beim Arzt alles in Ordnung. Ich wischte es etwas weg und ging auf die Toilette. Bis auf das bekannte Ziehen, was ich seit der achten Schwangerschaftswoche spürte, ging es mir gut. Ich hatte keine Schmerzen oder Ähnliches, aber ich konnte nicht mehr schlafen. Ich war so unglaublich unruhig und nervös. Mein Mann wachte auf, beseitigte die Restfeuchtigkeit vom Boden und erkundigte sich, wie es mir ging.

Mittlerweile war es kurz nach 3 Uhr. Ich konnte einfach nicht mehr schlafen. Das war schon komisch, weil ich doch am Anfang der Schwangerschaft eine richtige Schlafmütze war. Langsam gefiel meinem Mann meine Unruhe auch nicht. Er wartete und fragte immer wieder, wie es mir geht. Bis auf die Nervosität und den Schlafmangel ging es mir ja gut. Ich denke, mein Körper verstand früh, was nun bald passieren würde. Oder ich wollte es nicht wahrhaben. Ich hatte schließlich zwei Traumschwangerschaften und unser drittes Baby war ein absolutes Wunschkind. Meine Psyche wollte nicht einsehen, was da gerade im Gange war. Mein Mann meinte irgendwann sehr ruhig, dass wir vielleicht lieber ins Krankenhaus fahren sollten. Da sich jemand um die beiden großen Kinder kümmern musste, rief mein Mann gegen 3:20 Uhr meine Schwester an. Kurz vor 4 Uhr gaben wir die Kinder bei ihr ab und machten uns auf den Weg in die nächste größere Klinik.

Kurz vor 5 Uhr kamen wir dort an. Dank Corona durfte mein Mann nicht mit rein. Das Ziehen wurde langsam stärker. Nach einer halben Stunde Warten durfte ich zur Untersuchung. Und dann kam der Schock, das Trauma meines Lebens.

Die Ärztin sagte: „Ihr Baby hängt schon im Geburtskanal." Ich konnte meinen Ohren nicht trauen. Wieso? Warum? Nein, ich will das nicht.

Die Ärztin redete weiter: „Es könnte sein, dass es einfach rausfällt. Ich möchte nicht, dass sie aufstehen." Wie bitte? Ich war schockiert und wusste nicht mal, was da gerade passierte. In meinem Kopf waren tausend Gedanken. Ich habe mich in ein Bett auf dem Flur gelegt und gewartet, dass mein Mann kam. Die Ärztin wollte mir eine Infusion legen, aber ich verweigerte sie. Ich wollte das alles doch gar nicht. Es war mir alles zu viel. Endlich durfte mein Mann kommen und er sah schon an meinem Gesicht, dass das Schlimmste eingetreten sein musste. Er fragte die Ärztin, ob man da nichts machen könne. Nein – eine klare Antwort. Also ging es in den Kreißsaal. 5:50 Uhr und unsere Welt blieb stehen.

6:20 Uhr hieß es: pressen. Ein paar Mal pressen und schon war er da. Unser Engel Lio. Es war so still, als er geboren wurde – zu still. Es war einer der schönsten und doch auch traurigsten Momente in meinem Leben. Fünfzehn Zentimeter und achtzig Gramm pure Liebe. Ich hatte nur zwanzig Minuten mit ihm, bevor ich ihn bei seinem Papa ließ und in den OP musste. In der Zeit machte eine Sternenfotografin Bilder von unserem kleinen Engel. Dafür bin ich sehr dankbar. Haben die meisten Eltern doch Jahre Zeit, um Erinnerungen zu sammeln, so blieben uns nur ein paar Stunden. Wir ließen auch einen Seelsorger kommen, der unseren Sohn segnete. Am Nachmittag hieß es dann Abschied nehmen. Ich war so am Boden zerstört. Man betritt das Krankenhaus mit einem schönen Baby im Bauch und verlässt es ohne Baby.

Am nächsten Tag lag bei uns auf einmal Schnee. Die süßeste Aussage kam von meinem Sohn, der fast vier Jahre alt war: „Der Lio hat uns mit seinen Engelsflügeln Schnee geschickt." Es war so tröstend, aber auch unendlich traurig. Lio gehörte doch in meinen Bauch.

Ich zog mich zurück. Ich wollte niemanden sehen, nicht berührt werden, nichts essen. Ich weinte und weinte. Die vielen Tränen führten zu Kopfschmerzen. In mir stiegen Selbstzweifel auf und die Frage nach dem Warum. Warum wir? Warum unser Sohn? Warum konnte ich ihn nicht beschützen? Wie soll es weiter gehen? Wieder einfach so arbeiten? Was ist mit all den Hoffnungen und Plänen? Wieso dreht sich die Welt überhaupt weiter?

Am 13. Januar war einer der schwersten Gänge in unserem Leben, Lios Beerdigung. Es ist so unverständlich. Warum musste ich mein Baby beerdigen, was eigentlich in meinem Bauch sein sollte? Die Beerdigung hatte sich mein Mann so gewünscht. Anfangs war ich skeptisch, ob ich das in meinem Zustand schaffen konnte, alles zu organisieren. Doch Lio zuliebe habe ich es gemacht. Es war das Einzige, was ich aktiv für ihn auf Erden tun konnte. Wir hatten wunderschöne Lieder ausgesucht und seine zwei großen Geschwister mit einbezogen. Sie durften Blumen und Glitzer auf sein Grab streuen. Alle anderen hatten Wunderkerzen. Es war so unendlich traurig, aber auch so viel Liebe zu spüren. Ich hatte mir alles so anders erträumt und gewünscht.

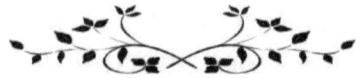

Die Geschichte von Krümel und Oskar

Seit 2013 bin ich mit meinem Mann glücklich zusammen. Schnell kam der Wunsch nach einem Kind. 2014 hat es dann auch sofort geklappt, ohne Komplikationen. Neun Monate später hielten wir dann unseren ersten Sohn in den Armen. 2018 kam erneut der Wunsch nach einem Geschwisterchen für unseren Sohn. 2019 hielten wir dann unseren zweiten Sohn im Arm. Alles war so schön und lief ohne Komplikationen ab. Aber zwei Jahre später stellten wir fest, dass wir uns noch nicht komplett fühlten. Also entschieden wir uns für ein drittes Kind. Nicht mal einen Zyklus mussten wir warten, da hielten wir schon einen positiven Test in der Hand. Die Freude war groß, auch wenn ich eigentlich in drei Monaten die Arbeitsstelle wechseln wollte. Aber das war egal, wir haben uns auf den kleinen Bauchzwerg gefreut. Auch mein großer Sohn war total happy und meinte gleich, er wünscht sich eine Schwester. Schon beim ersten Ultraschall sagte meine Frauenärztin, dass sie keinen Herzschlag sieht und wir uns in zwei Wochen nochmal sehen. Auch nach zwei Wochen gab es keinen Herzschlag. Und dann kamen die Blutungen. Es war so furchtbar. Für mich ist eine Welt zusammen gebrochen. Wir konnten mit der Situation überhaupt nicht umgehen. Am 16. November 2021 verlor ich unseren Krümel zu Hause. Wir haben viel als Familie geweint, aber auch offen über alles gesprochen. Danach haben wir gesagt, wir geben die Hoffnung nicht auf und probieren es weiter. Es hat eine Weile gedauert, aber sechs Monate später hielt ich erneut einen positiven Schwangerschaftstest in der Hand. Die Freude war sehr überschattet von Angst. Wieder war beim ersten Ultraschall kein Herzschlag zu sehen. Sofort kamen alle Bilder wieder hoch. Die Angst war so groß. Ich habe versucht, alles zu vermeiden, was meinem Ungeborenen schaden könnte. Dann zwei Wochen später die Erlösung, Herzschlag war da, alles gut. Trotzdem blieb die Angst. Bis zur zwölften Schwangerschaftswoche ging es mir richtig schlecht. Mir war ständig übel und ich musste mich oft übergeben. Ich habe wenig gegessen, sodass ich bis zur zwölften Woche vier Kilo abnahm. Beim ersten großen Screening war alles gut. Alles war altersgerecht entwickelt und er nahm gut zu. Ich bekam eine Überweisung zur

Feindiagnostik, da mein Mann einen Herzfehler hat. Dieser Termin war einen Monat nach dem großen Screening. Der Arzt schallte keine zwei Minuten und stellte sofort fest, dass mit unserem Oskar etwas nicht stimmt. Er stellte mehrere Herzfehler und auch ein Kreislaufproblem fest. Außerdem wurde auch ein hypoplastisches Nasenbein festgestellt, was ein Marker für eine Trisomie ist. Anschließend habe ich sofort meine Hebamme informiert, die mir eine Nummer von einem Pränatalzentrum gab. Dort bekam ich gleich einen Tag später einen Termin. In der Zwischenzeit musste ich für meine anderen Kinder stark sein. Ich habe versucht, mir nichts anmerken zu lassen. Am nächsten Morgen war dann auch mein Mann zu Hause, der die ganze Nacht von seiner Arbeit zu uns gefahren ist, um mir beizustehen. Das Pränatalzentrum bestätigte den Verdacht und sagte uns, dass Oskar keine Überlebenschance hat. Für uns brach erneut die Welt zusammen. Ich konnte die Tränen nicht mehr zurückhalten. Ich ließ noch eine Fruchtwasseruntersuchung über mich ergehen und wir erhielten eine Beratung bei der Seelsorge. Wir haben uns danach nur noch verloren gefühlt. Wir haben immer gedacht, so etwas kann uns nicht passieren. Nachdem der Schock sich etwas gesetzt hatte, haben wir gesagt, dass wir bis zum Schluss kämpfen und alles für Oskar tun werden, um ihn vielleicht doch retten zu können. Leider hat Oskar den Kampf eine Woche später verloren. Am 23.09.2022 bin ich gemeinsam mit meinem Mann ins Krankenhaus gefahren und die Geburt wurde eingeleitet. In dem Moment war es ein bisschen so, als würden wir uns auf das Kennenlernen mit Oskar freuen. Auch wenn es komisch war, aber wir wollten ihn bei uns haben und in der Familie willkommen heißen. Am 24. September 2022 um 5 Uhr morgens war es so weit. Oskar war so perfekt. Es war alles an ihm dran. Er sah fertig aus, nur leider viel zu klein und zu leicht.

Wir durften ihn nach einer kurzen Untersuchung mit ins Zimmer nehmen und so lange mit ihm kuscheln, wie wir wollten. Gegen Mittag sind wir dann nach Hause gefahren und haben meinen großen Sohn geholt. Er hatte sehr gelitten und wollte seinen Bruder kennenlernen. Am Abend sind wir dann noch einmal gemeinsam ins Krankenhaus gefahren und haben mit dem Sternenfotografen Fotos als Familie gemacht. Als wir uns dann ein letztes Mal von Oskar verabschieden mussten, war es sehr schwer. Denn es war das letzte Mal, dass wir ihn so sehen konnten. Die Wochen vergingen und die Trauer saß tief. Ich war seit dem Tag krankgeschrieben, wollte keinen sehen und keinen hören. Ich wollte alleine sein und meine Trauer raus lassen. Am 19. Oktober 2022 wurde Oskar dann in seinem eigenen Grab in unserer Stadt beerdigt. Wir wollten keine Sammelbestattung in einem dreißig Kilometer entfernten Ort. Wir denken jeden Tag an unsere zwei Sternchen. Sie gehören immer zur Familie dazu und wir reden immer offen über sie, sowohl mit unseren Kindern als auch mit allen anderen, die uns fragen oder auf uns zu kommen.

Wie kann ich meine Trauer bewältigen?

Die meisten Betroffenen sagen, dass der Schmerz nie ganz weg geht. Mit der Zeit lernt man jedoch, damit umzugehen. Jeder trauert auf seine Weise. Der eine leise für sich, der andere redet viel darüber beziehungsweise schreibt seine Gedanken und Gefühle auf.

Oft sind Abschiedszeremonien sehr hilfreich. Einen Luftballon schweben zu lassen als Symbol, dass man das Sternenkind in den Himmel entlässt. Natürlich wird es nie vergessen und immer im Herzen aller sein.

Eine offizielle Grabstätte ist sowohl gut zum Abschiednehmen als auch ein schöner Ort, um mit seinem Sternchen in Kontakt zu treten. Sie kann individuell gestaltet werden.

Viele gestalten eine Erinnerungsecke zu Hause, wo Kerzen, Bilder und personalisierte Dekorationen aufgestellt werden.

Viele Frauen beziehungsweise Paare können ihre Trauer mit Hilfe von Sternenkindergruppen in sozialen Medien oder entsprechenden Foren bewältigen. Manche benötigen darüber hinaus die Unterstützung von Beratungsstellen und Selbsthilfegruppen. Auch eine psychotherapeutische Begleitung kann hilfreich sein, wenn man es alleine nicht schafft.

Neue Wege gehen

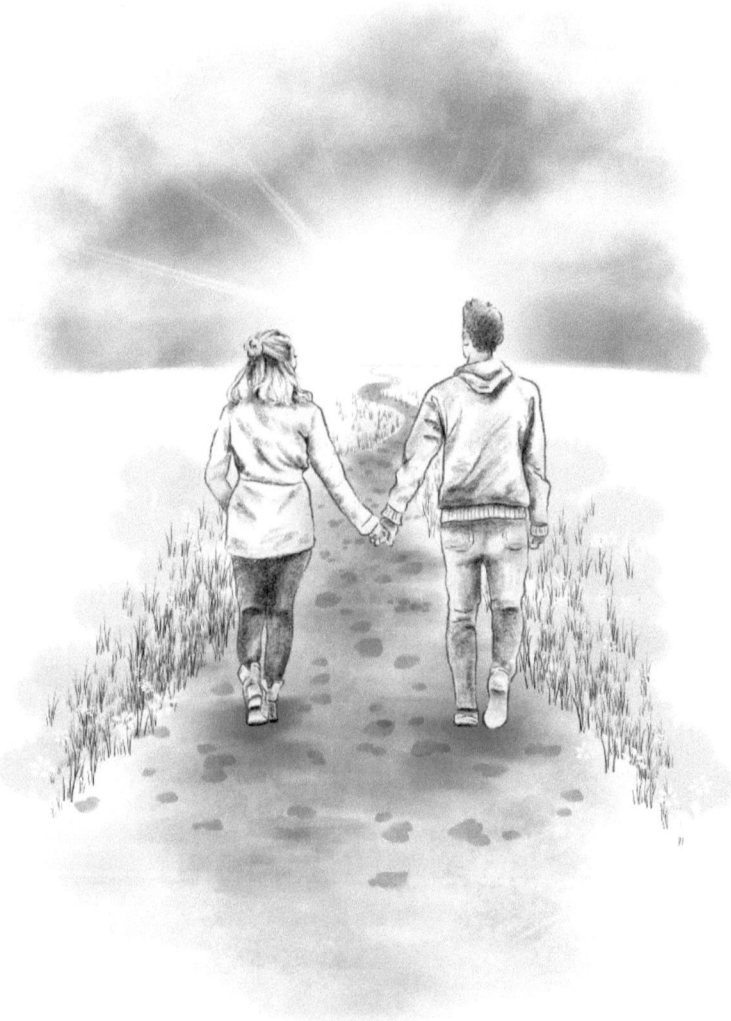

Neue Wege gehen

Nach vielen erfolglosen Versuchen und schicksalsträchtigen Jahren entscheiden sich manche Paare, sich von dem Wunsch eines eigenen Kindes zu verabschieden. Diese Entscheidung ist wahrlich nicht einfach und wird auch nur schweren Herzens getroffen. Es erfordert viel innere Stärke und gegenseitigen Rückhalt. Manchmal ist auch psychotherapeutische Unterstützung notwendig, um die Kinderwunschzeit hinter sich zu lassen.

Ist dieser Schritt erst einmal geschafft, gehen die Paare verschiedene neue Wege. Manche geben einem Adoptiv- oder Pflegekind ein liebevolles Zuhause. Andere holen sich ein Tier als Kindersatz und kümmern sich herzlich um den neuen Familienzuwachs. Andere setzen sich neue Prioritäten in ihrem Leben. Sie planen Reisen, beginnen aufgeschobene Projekte oder widmen sich wohltätigen Zwecken.

Egal, für welchen Weg man sich entscheidet, es geht darum, seine Zukunft glücklich und voller Freuden zu gestalten.

„Andere Wege haben auch schöne Ziele.“

Die Geschichte von Katrin

Mit Anfang Dreißig war ich das erste Mal schwanger. Diese Schwangerschaft endete sehr dramatisch mit einem Notarzteinsatz und einer Operation. Ich hatte eine linksseitige Eileiterschwangerschaft. Mir wurde gesagt, ich muss mir keine Sorgen machen, ein zweites Mal kommt so etwas eher selten vor. Fünf Monate später war ich wieder schwanger und völlig entspannt, da ich mir sicher war, dass alles gut gehen wird. Bis ich wieder Blutungen bekam. Ich gehörte zu den seltenen Fällen, die nicht nur zweimal hintereinander eine Eileiterschwangerschaft hatten, sondern einmal im linken Eileiter und einmal im rechten Eileiter. Nun war die Empfehlung eine künstliche Befruchtung. Dieses Mal fiel ich in ein tiefes Loch und war für mehrere Wochen krankgeschrieben. Gefühlt waren überall schwangere Frauen. Ich arbeite als Erzieherin und wurde ständig von den Eltern gefragt, warum ich keine Kinder habe und dass mir die auf Arbeit vermutlich reichen werden. Es war eine schwere Zeit für mich.

Mit achtunddreißig Jahren heiratete ich meinen Mann und wir begannen eine Kinderwunschbehandlung. Bei der ersten Spritze saß ich eine Stunde mit ihr im Schlafzimmer, bis ich mich überwinden konnte. Danach ging es gut. Allerdings schwoll mein Bauch im Laufe der Behandlung so an, dass ich vermehrt darauf angesprochen wurde und mir gratuliert wurde. Dazu hatte ich noch Wasser in den Beinen. Es war sehr anstrengend und ich war kurz vor einer Überstimulation. Es konnten zwölf Eizellen gewonnen werden und auch die Befruchtungsrate war so gut, dass wir Eizellen einfrieren konnten. Ich war darüber sehr froh, da ich dachte, diese Behandlung möchte ich nicht noch einmal machen müssen.

Die Zeit in den nächsten Monaten war unglaublich anstrengend, körperlich und vor allem emotional. Es folgten dann ein Praxiswechsel und noch drei weitere Versuche mit den gefrorenen Eizellen. Die ständige Hoffnung, die Enttäuschung, die Hormone. Das Gefühl, noch ein Versuch, komm und noch ein Versuch. Ich war in einer Online-Gruppe aktiv, in der einige Frauen aus dieser Spirale gar nicht mehr rausgekommen sind.

Wir entschlossen uns zu einem letzten Versuch. Wir fingen wieder ganz von vorne an, also mit einer ICSI. Zeitgleich mit meiner besten Freundin. Das war schön, da wir gemeinsam durch diese Zeit gehen konnten. Und diesmal funktionierte es, bei uns beiden. Wir waren genau vier Tage auseinander und überglücklich. Dann kam mein letzter Termin in der Kinderwunschklinik. Ich war sehr entspannt, den Herzschlag hatte ich schon das letzte Mal gesehen. Dann kam der Schock. Der Dottersack war um einiges zu groß. Dies deutete auf eine Chromosomenstörung hin. Die Ärztin rechnete damit, dass mein Baby in den nächsten Wochen sterben würde. Nun musste ich zweimal in der Woche zur Kontrolle, ob das Herz aufgehört hatte zu schlagen. Zwei Wochen später war es so weit. Dieses Mal stürzte ich mich sofort wieder in die Arbeit und funktionierte. Meine beste Freundin verlor ich damals. Sie hatte leider kein Gefühl mehr für diese Situation. Nach meiner Ausschabung fragte sie mich, ob alles gut gegangen ist, und erzählte mir stolz, dass die Herzchen ihrer Zwillinge kräftig pochten und wie glücklich sie war. Ich ging auf Abstand, um mich erst einmal irgendwie heilen zu können. Aus diesem Abstand wurde dann der Bruch. Wo ich sie am meisten gebraucht hätte, war sie nicht für mich da.

Mein Mann und ich hatten uns bereits vor dem letzten Versuch zum Thema Pflegekinder schlau gemacht. Nach meiner Trauerphase, in der ich mich aktiv für die Organisationen „Sternenbärchen" und „Sternenzauber und Frühchenwunder" engagierte, beschlossen wir, uns zu bewerben. Ich wollte, dass diese gefühlte Sinnlosigkeit einen Sinn ergibt. Im Januar 2018 zog dann unser erster Pflegesohn mit neun Monaten bei uns ein. Im Februar 2019 folgte dann sein kleiner Bruder mit vier Tagen. Heute sind die beiden knapp vier und knapp sechs Jahre alt und haben uns zu einer Familie gemacht. Wir lieben sie über alles und ich bin überzeugt, dass man ein leibliches Kind nicht mehr lieben kann.

Die Geschichte von Melissa und Daniel

Unsere Kinderwunschreise begann im Jahr 2019. Wir hatten schon länger einen Kinderwunsch, aber es wollte einfach nicht klappen. Nach verschiedenen Untersuchungen beim Frauenarzt entschieden wir uns dann für eine Kinderwunschklinik. Vor dem ersten Termin war ich sehr aufgeregt. Ich konnte schlecht schlafen und musste ständig auf die Toilette. In der Klinik hatten wir ein Beratungsgespräch, um zu schauen, was es für Möglichkeiten für uns gibt. Bei mir wurde außerdem ein Ultraschall gemacht und es wurde Blut abgenommen, um die

Hormone zu bestimmen. Mein Mann musste eine Spermaprobe abgeben. Beim nächsten Termin dann der große Schock. Mein Mann bekam die Diagnose, dass er eingeschränkt zeugungsunfähig ist. Ich musste meine Tränen unterdrücken. Es war schlimm, es zu hören. Leider gab es dann nur noch eine Möglichkeit für uns, um schwanger zu werden. Eine sogenannte ICSI. Dabei werden die Samen und die Eizelle außerhalb vom Körper befruchtet. Ich fragte noch nach den Kosten. 6000 Euro kostet eine Behandlung. Das war dann der nächste Schock. Zum Glück übernehmen einige Krankenkassen einen Teil der Behandlungen. Aber leider nur drei Versuche. Was uns natürlich wieder Druck aufbaute. Jetzt mussten wir alles erst einmal bei unserer Krankenkasse beantragen. Dies ging relativ schnell, sodass wir bald starten konnten. Beim nächsten Termin hat die Ärztin uns gleich einen Behandlungsplan mitgegeben. Nun hieß es, Medikamente kaufen (natürlich musste man erst einmal in Vorkasse gehen). Zwei Wochen lang musste ich mir Hormone spritzen. Ich konnte es aber nicht, deswegen machte das mein Mann für mich oder ich fuhr zu einer Freundin. Teilweise war das schon sehr schmerzhaft, wenn der Bauch vom Spritzen voller blauer Flecke war. Aber was macht man nicht alles. Während dieser Zeit musste ich regelmäßig in die Klinik zum Ultraschall. Da wurde geschaut, ob die Follikel im Eierstock schön wachsen. Wenn es dann so weit war, konnten die Follikel unter Narkose entnommen werden. Ich war jedes Mal super aufgeregt und froh darüber, dass mein Mann an meiner Seite war. Bei unserer ersten Punktion konnten die Ärzte achtzehn Eizellen entnehmen. Ich war so glücklich und konnte es nicht fassen. Achtzehn Eizellen – Wahnsinn. Nun hieß es warten. Mein Mann musste zur gleichen Zeit seine

Spermien abgeben. Fast zeitgleich wurden unsere Eizellen befruchtet und über Nacht wurden sie beobachtet. Es gingen einem so viele Dinge durch den Kopf. Wie viele haben sich befruchten lassen? Haben es alle geschafft? Wie geht es jetzt weiter? Am nächsten Tag kam der Anruf. Von achtzehn Eizellen konnten sie elf nutzen, davon haben sie neun befruchtet und drei wurden eingefroren. Ich war so erleichtert. Die Angst, dass noch etwas schief geht, war immer noch da. Wir vereinbarten mit den Ärzten eine lange Kultur. Das heißt, die befruchteten Eizellen werden fünf Tage lang unter dem Mikroskop beobachtet. Es wird geschaut, wie sie sich entwickeln und ob sie sich zeitgerecht entwickeln. Nach drei Tagen kam dann wieder ein Anruf, wie der Stand ist. Bei uns war noch alles in Ordnung. Am fünften Tag mussten wir in die Klinik zum Transfer. Ich sollte mit halbgefüllter Blase in den OP kommen. Als Erstes wurde alles von innen und außen desinfiziert. Es ist etwas kalt, aber nicht unangenehm. Dann wurde mir ein Katheter in die Gebärmutter gelegt. Manchmal war dies etwas schmerzhaft. Die zweite Schwester im OP durfte jetzt unseren Embryo holen. Denn Eizellen an Tag Fünf, sogenannte Blastozysten, zählen schon als Embryonen. Mit einem dünnen Schlauch wurde der Embryo direkt in die Gebärmutter eingesetzt. Ich durfte noch fünf Minuten liegen bleiben. Mein Mann hielt die ganze Zeit über meine Hand. Die Schwester wünschte uns alles Gute und drückte uns die Daumen. Über mir kreiste ein Mobile mit drei Störchen. Ich schaute es an und mir lief eine Träne über die Wange. Das war es nun, wovor ich so Angst hatte. Unsere erste künstliche Befruchtung war geschafft. Jetzt kam die schlimmste Zeit für mich: das Warten. Ich sollte vierzehn Tage warten und bekam dann einen Termin für den Bluttest. Ich

versuchte, mich zu Hause abzulenken, so gut es ging. Ich wusste ja noch nicht, wie es sich anfühlt, schwanger zu sein. Deswegen achtete ich noch auf keine Symptome. Was sich später aber
relativ schnell änderte. Ich hatte einen Schwangerschaftstest zu
Hause, wollte ihn aber aufheben. Das hat auch geklappt. Ich bin
dann zum Bluttest gefahren. Um die Mittagszeit sollte der Anruf aus dem Labor kommen. Ich war kein Mensch mehr. Ich
lief auf und ab. Ich konnte mich nicht mehr konzentrieren.
Plötzlich klingelte mein Handy. Es war das Labor. Sie sagten,
der Wert wäre nicht ganz eindeutig und ich müsste am Montag
nochmal zum Bluttest kommen. Ich dachte nur: „Das kann
doch nicht sein". Wieder warten. Also entschied ich mich dazu,
meinen Schwangerschaftstest von zu Hause zu machen. Ich
habe nicht daran geglaubt, aber er war positiv. Unsere erste
ICSI hatte geklappt. Am Montag fuhr ich dann alleine in die
Klinik. Die Ärztin war so nett und machte gleich einen Ultraschall. Und da war unser Baby, ein ganz kleiner Punkt auf dem
Bild. Ich musste weinen. Stolz zeigte ich meinem Mann unser
erstes Ultraschallbild und er hat es auch gleich gesehen. Es war
so ein schöner Moment. Wir wurden aus der Klinik entlassen
und ich machte einen Termin bei meinem Frauenarzt aus. Dort
habe ich das erste Mal den Herzschlag gesehen und gehört. Es
war unbeschreiblich. Wie viel Liebe ich schon für das kleine
Wunder empfunden habe. Die nächsten Wochen verlief alles
gut. Mein Mann hatte Geburtstag und ich hatte wieder einen
Termin beim Frauenarzt. Ich war mittlerweile in der dreizehnten Woche. Voller Vorfreude legte ich mich auf die Liege. Der
Arzt suchte lange und ich bekam ein schlechtes Gefühl. Dann
diese Worte: Missed Abort (MA). Das Herz schlug nicht mehr.
Ich fing an zu weinen und zu hyperventilieren. Ich konnte es

nicht fassen. Warum wir? Warum unser Baby? Ich fuhr nach Hause und mein Mann merkte sofort, dass etwas nicht stimmte. Ich konnte nicht reden, so sehr musste ich weinen. Vom Arzt bekam ich Beruhigungstabletten, damit ich wenigstens in der Nacht schlafen konnte. Diese brauchte ich auch. Die ersten Tage wollte ich niemanden sehen. Zwei Tage nach dem Arzttermin bekam ich plötzlich starke Schmerzen. Es waren Wehen. Von jetzt auf gleich alle zwei Minuten. Es war schrecklich, zu wissen, dass man Wehen hat, aber trotzdem kein Kind. Nach ein paar Stunden hatte ich es „überstanden". Ich fühlte mich etwas besser, weil das tote Kind jetzt nicht mehr in mir war. Der Gedanke daran war grauenvoll. Zur Nachkontrolle beim Arzt kam heraus, dass eine zweite Fruchthöhle noch in der Gebärmutter ist und ich zur Ausschabung ins Krankenhaus muss. Ich dachte mir nur: „Na toll, dir bleibt auch nichts erspart".

Es dauerte einige Zeit, weil wir eine kleine Pause mit dem Kinderwusch machten. Wir wollten aber noch nicht aufgeben. Wir machten noch mehrere ICSI's und Kryotransfere. Insgesamt sechs Stück. Viele blieben erfolglos und die Enttäuschung war sehr groß. Ich habe in dieser Zeit viel geweint und mich gefragt, ob das alles noch Sinn macht. Unser letzter Kryotransfer war dann wieder positiv. Das Baby war etwas zu klein, aber das Herz konnte ich wieder schlagen sehen. In der elften Woche kam dann wieder die Diagnose MA. Was mache ich nur falsch? Warum verliere ich alle Babys? Das Leben ist so ungerecht. Diesmal entschied ich mich gleich für eine Ausschabung. Nach den ganzen Rückschlägen entschied ich mich dafür, nicht mehr in eine Klinik zu gehen. Unsere Versuche, die die Krankenkasse bezahlte, waren aufgebraucht. Ich wollte mich nicht für etwas verschulden, was ich vielleicht nie haben werde. Das klingt sehr hart, aber es war so. Außerdem konnte ich keine Spritzen und Ärzte mehr sehen. Ich wollte nur noch meine Ruhe haben. Unser letzter Versuch war also im Februar 2021. Es verging fast ein Jahr und ich war wieder schwanger. Dieses Mal auf natürlichem Wege. Wir freuten uns so sehr. Doch meine Angst war so groß. Mittlerweile kannte ich meinen Körper sehr gut. Ich achtete auf jedes Symptom und jedes Zwicken. Das kann einen ganz schön verrückt machen. Bei der ersten Kontrolle beim Frauenarzt war alles bestens. Es war alles zeitgerecht entwickelt und das Herz schlug kräftig. Optimistisch fuhr ich wieder nach Hause. Nach knapp zwei Wochen waren auf einmal meine Symptome weg und ich sagte zu meinem Mann, dass ich es wieder verloren habe. Er meinte zu mir: „Das kann doch nicht sein." Ich ging zum Frauenarzt und er bestätigte es mir. Wieder ist es passiert. Ich blieb ganz ruhig. Leider wusste ich ja schon, wie es ist, ein Kind zu verlieren. Jetzt war auch die letzte Hoffnung weg.

Ich wollte nicht mehr. Nicht mehr weitermachen und auch nicht mehr über den Kinderwunsch sprechen. Einfach normal leben. Für mich stand fest, ich beende jetzt unseren Kinderwunsch. Mein Mann und ich führten viele Gespräche darüber. Wir waren uns aber schnell einig und er unterstützt mich dabei. Klar war es am Anfang schwer zu sagen, so, jetzt ist es so, wir bleiben kinderlos. Es ist teilweise auch immer noch schwer. Ich versuche aber das Positive daran zu sehen. Wir haben alles dafür getan, ein Kind zu bekommen, aber es sollte leider nicht sein. Auch sehe ich die Freiheiten ohne ein Kind. Man kann ausschlafen, feiern gehen, spontan sein, man braucht sich um niemanden Sorgen zu machen. Man kann die Zeit zu zweit sehr genießen. Ich rede mir das halt schön, um nicht in ein tiefes Loch zu fallen. Ich weiß auch, was es für schöne Seiten gibt, ein Kind zu haben. Das muss ich jedoch versuchen auszublenden. Ich denke auch täglich an meine drei Sternenkinder. Ich vermisse sie sehr. Oft sehe ich andere Kinder und denke mir: „So groß wäre jetzt auch unser Kind." Das ist sehr schmerzhaft. Weinen hilft dann oft. Ich versuche, positiv nach vorne zu schauen. Genieße das Hier und Jetzt. Ich bin froh, meinen Mann an meiner Seite zu haben! Denn ohne ihn hätte ich die Kraft nicht aufbringen können.

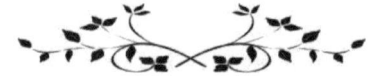

Die Geschichte von Manja und Falk

Ein Kind war schon sehr früh ein Wunsch von mir. Mit fünfundzwanzig Jahren wollte ich mein Erstes haben, aber krankheitsbedingt und aufgrund der beruflichen Situation musste der Wunsch erstmal auf Eis gelegt werden. Mit fünfunddreißig Jahren war der Wunsch größer denn je und mein Mann und ich fingen an, daran zu basteln. Nach circa einem Jahr hat sich in der Hinsicht nichts getan. Da ich schon mal schwanger war, wusste ich, dass bei mir alles in Ordnung ist und es eventuell an meinem Mann lag. Ich habe ihn gebeten, sich bei einem Urologen untersuchen zu lassen, womit er auch einverstanden war. Also haben wir einen Termin beim Urologen gemacht. Er musste eine Spermaprobe abgeben und wurde untersucht. Körperlich war nichts Auffälliges. Doch das Ergebnis des Spermiogramms war nicht so toll. Zu wenige Samenzellen, kaum bewegliche und viele motorisch auffällige Spermien, die sich im Kreis drehten und Kopf- und Schwanzdefekte hatten. Der Arzt meinte, man könne trotzdem mit so einem Befund Kinder zeugen. Ich fing an, die Basaltemperatur zu messen, Ovulationstests zu machen und Sex nach Plan zu haben. Trotzdem bin ich nicht schwanger geworden. Daraufhin haben wir uns für das Kinderwunschzentrum in Dresden entschieden und einen Termin gemacht. Das Erstgespräch lief prima und ich war beruhigt und erleichtert, dass uns jetzt geholfen wurde. Wir mussten wieder Blutproben und eine Spermaprobe abgeben. Meine Hormone waren alle im Normbereich, die meines Mannes auch. Dafür erschütterte uns das Ergebnis seines Spermiogramms. Es fiel schlechter aus als das beim Urologen. Grund: Mumps in der Kindheit. Diagnosen: Asthenozoospermie und Oligo-Astheno-Teratozoospermie.

Uns wurde nahe gelegt, dass es ohne Unterstützung nicht klappen wird. Mein Mann sollte dann Nahrungsergänzungsmittel nehmen. Wir entschieden uns für schwarzes Maca, da es viele positive Berichte und Erfahrungen darüber gibt. Ich nahm Folio Forte und zusätzlich Magnesium. Dann war der zweite Termin in der Kinderwunschklinik, wo über die Möglichkeiten der Behandlung gesprochen wurde. Bei mir wurde ein Ultraschall gemacht, wo alles unauffällig war. Wir bekamen unseren Behandlungsplan für die ICSI, den wir sofort bei der Krankenkasse einreichten. Nach zwei Wochen bekamen wir das Okay und konnten somit starten. Wir sind wieder in die Klinik gefahren und haben die Rezepte für die Hormonstimulation und Unterdrückung des Eisprungs bekommen. Die erste Spritze zu setzen war eine Überwindung für mich, aber es ging von Mal zu Mal einfacher. Nach fünf Tagen musste ich zum Ultraschall.

Die Follikel entwickelten sich super. Nach weiteren drei Tagen erneut ein Ultraschall. Es war alles bestens. An Tag Zehn der Stimulation wurde erneut ein Ultraschall gemacht. Es wurde entschieden, dass in drei Tagen die Punktion stattfindet. Ich war wahnsinnig aufgeregt und hatte Angst vor der Narkose. Aber all das nahm ich gern in Kauf. Nach der Punktion erfuhr ich, dass mir elf Eizellen entnommen werden konnten. Am nächsten Tag kam ein Anruf von der Klinik, dass nur sieben befruchtet werden konnten. Trotzdem ein super Ergebnis. Wir entschieden uns für die verlängerte Kultur, also fünf Tage zur Blastozyste. Am sechsten Tag ging es in die Klinik zum Embryotransfer. Davor bekamen wir die Nachricht, dass es nur noch drei bis zu dem Status geschafft hatten. Also eine wurde in meine Gebärmutter eingesetzt und die restlichen zwei wurden eingefroren. Nun hieß es, vierzehn Tage warten bis zum Bluttest. Ich fing bereits an Tag Sieben nach dem Transfer an zu testen, wo der Embryo bereits zwölf Tage alt sein musste. Ich wollte es unbedingt wissen. Der erste Test war negativ und darauf folgten zig andere. Ich wusste bereits, wie das Ergebnis vom Bluttest aussehen würde. Trotzdem hatte ich noch Hoffnung. Ein Tag nach der Blutabnahme kam dann die Gewissheit, dass es nicht geklappt hat. Wir waren erschüttert, da wir geglaubt hatten, dass es ja durch Unterstützung klappen muss. Naiv im Nachhinein. Wir mussten das erstmal verarbeiten. Ich war tagelang traurig und enttäuscht. Mein Mann hat mir aber gut beigestanden und mir Kraft gegeben. Wir entschieden uns, für den nächsten Versuch nicht lange zu warten. Zuvor waren wir aber noch bei einem Arzt für Humangenetik, um da alles checken zu lassen, ob wir vorbelastet sind und unserem Kind irgendwelche Krankheiten oder Gendefekte vererben könnten.

Auch da war alles unauffällig. Also Termin für die nächste Behandlung in der Kinderwunschklinik gemacht. Dieses Mal hatten wir ja aber unsere eingefrorenen Blastozysten, was die Behandlung verkürzte. Am Tag des Transfers erfuhren wir, dass nur eine von den zwei Eingefrorenen das Auftauen überstanden hat. Wieder ein Niederschlag. Trotzdem setzten wir all unsere Hoffnung auf diesen einen Embryo, der mir ohne Komplikationen eingesetzt wurde. Zur Unterstützung nahm ich Utrogest, sprich Progesteron, da ich immer mit Schmierblutungen Probleme hatte. Nun hieß es, erneut warten bis zum Bluttest in vierzehn Tagen. Ich kannte mich und wusste, dass ich es nicht so lange aushalten würde, und testete wieder nach sechs Tagen. Der Test zeigte eine leichte zweite Linie und ich konnte es nicht richtig glauben. Also noch einen digitalen Test am nächsten Tag gemacht, der positiv anzeigte. Ich war tatsächlich schwanger. Ich musste es sofort meinem Mann mitteilen, aber er nahm mir den Wind aus den Segeln. Er meinte, wir warten noch den Bluttest ab, um sicher zu gehen. Ich testete trotzdem die nächsten Tage weiter, da ich einfach sehen wollte, dass die zweite Linie stärker wird. Zwei Tage später war nur noch eine Linie zu sehen und der digitale Test zeigte negativ. Ich war am Boden zerstört und konnte es nicht glauben. Leider war auch der Bluttest negativ. Somit war es ein früher Abgang. Ich konnte nicht mehr. Ich wollte es nicht verstehen. Um mich herum wurden gefühlt alle schwanger. Freunde verkündeten ihre Geburt oder dass Nachwuchs unterwegs ist. Und wir? Ich fand es so ungerecht! Wir legten eine Pause ein, um erstmal Kraft zu schöpfen und das Ganze zu verarbeiten. Zwischendurch wurde eine Operation gemacht, um meine Gebärmutter auf natürliche Killerzellen und Endometriose zu untersuchen.

Befund war völlig in Ordnung. Wir hatten noch zwei Versuche. Also alles von Anfang an: Hormone spritzen, Termine zum Ultraschall, Punktion, Transfer und diese ewige Wartezeit. Letztendlich klappte keiner der Versuche und wir entschlossen, keine künstliche Befruchtung mehr machen zu lassen. Ich wollte nichts mehr davon wissen. Nicht mehr die ständige Hoffnung und dann doch wieder enttäuscht werden. Von Termin zu Termin hetzen. In der ganzen Behandlungszeit drehte sich alles nur noch darum. Ich wollte wieder Normalität, mich auf andere Dinge konzentrieren, nach vorn schauen. Doch der Wunsch nach einem eigenen Kind besteht nach wie vor. Wir probieren es auf natürlichen Weg weiter, bisher ohne Erfolg. Mittlerweile bin ich vierzig und die Zeit rennt uns davon. Ganz abgeschlossen haben wir aber noch nicht damit.

Es gibt auch Wunder! Ein befreundetes Pärchen wurde nach zehn Jahren mit etlichen erfolglosen künstlichen Befruchtungen doch noch auf natürlichem Weg Eltern. Im Großen und Ganzen bereuen wir es nicht, diesen schweren Weg gegangen zu sein. Er war kein Zuckerschlecken und hat uns oft an unsere Grenzen gebracht. Es war eine sehr emotionale und ungewisse Zeit. Nur hätten wir vieles gern vorher gewusst. Denn nicht alles wird von der Klinik unterstützt oder darauf hingewiesen. Durch ein Forum für Kinderwunsch habe ich vieles erst erfahren, was man alles untersuchen und abklären lassen sollte. Uns als Paar hat es mehr zusammen geschweißt und näher gebracht. Finanziell, psychisch und physisch ist es eine Herausforderung, der man sich stellt. Das muss einem bewusst sein.

Momentan denke ich nicht so oft darüber nach, wie es ohne Kind wird. Trotzdem habe ich Angst vor dem Altwerden. Jetzt kann man noch viel erleben und tun ohne Kind. Jedoch wenn wir mal alt, gebrechlich und vielleicht auf Hilfe angewiesen sind, wird kein Sohn oder keine Tochter da sein, keine Enkelkinder zu Besuch kommen. Wenn mein Mann vor mir geht oder andersrum ist keiner mehr da. Ich oder er sind dann allein. Wer will schon allein sterben?! Es wird keine Erinnerungen von den eigenen Kindern und Enkelkindern geben, kein Getobe oder Festlichkeiten im Kreise der Familie. Das macht mir am meisten Angst!

Die Geschichte von Joy und Mike

Nachdem Mike und ich uns kennengelernt hatten, wussten wir, dass wir beide Kinder haben möchten, aber nicht sofort. Nach einem Jahr zogen wir zusammen in Mikes Wohnung. Wir hatten unsere Beziehung und die gemeinsame Zeit sehr genossen. Nach und nach kam der Wunsch, uns räumlich zu vergrößern und ein Fundament für eine kleine Familie zu schaffen. Nachdem wir bereits drei Jahre zusammen waren, hatten wir beschlossen, ein großes Projekt anzugehen: Mikes Elternhaus zu kaufen, dieses komplett zu renovieren und nach unseren Wünschen zu gestalten. Die Renovierungsarbeiten am Haus hatten insgesamt drei Jahre gedauert. Wir hatten unser großes Projekt etwas unterschätzt. Die Umbauzeit hat uns viel Zeit und Nerven gekostet, sodass wir beide beschlossen hatten, dass wir vorerst keine Kapazitäten für ein Kind haben. Stattdessen hatten wir uns vorgenommen, erst den Umbau anzugehen und danach ein oder zwei Jahre Zeit für uns zu nehmen. Wir wollten nochmal zur Ruhe kommen, das Leben genießen und verreisen. Anschließend wollten wir uns voll und ganz auf unseren Kinderwunsch fokussieren. Doch als der Umbau vorbei war und wir unsere Auszeit hatten, ist kein Jahr vergangen, da kam der Wunsch nach einem Kind sehr stark. Wir hatten auch direkt beschlossen, nicht mehr lange zu warten, und machten uns direkt an die Familienplanung.

Wir wurden nach eineinhalb Jahren auf natürlichem Wege einfach nicht schwanger. Selbstverständlich hatte ich mich dann an den Frauenarzt gewendet und wurde untersucht. Alles sei in Ordnung, es gäbe aus medizinischer Sicht keine Probleme. Wir probierten es unter ärztlicher Anleitung, wie bei den meisten unserer Versuche, erstmal mit Clomifen. Doch leider war es nach mehrmaligen Versuchen nicht erfolgreich.
Inzwischen wurde ein von mir lang ersehnter Wunsch erfüllt, denn Mike hatte mir einen Heiratsantrag gemacht. Mit Vorfreude auf unsere Hochzeit hatte ich mich voll und ganz auf die Organisation und Planung gestürzt. Der Wunsch nach einem Kind wurde vorerst nach hinten verschoben. Direkt nach unserer Hochzeit sind wir in die Flitterwochen geflogen und es wäre natürlich perfekt gewesen, direkt da schwanger zu werden.

Circa ein halbes Jahr nach unserer Hochzeit hatten wir beschlossen, dass es doch Zeit wurde, nach einer Kinderwunschklinik zu suchen und die Ursache für den unerfüllten Kinderwunsch herauszufinden. Beim Erstgespräch in der ersten Kinderwunschklinik, die wir uns ausgesucht hatten, bekamen wir das Gefühl, dass wir da nicht gut aufgehoben wären. Somit waren wir wieder auf der Suche und nach langer Recherche hatten wir uns für eine andere Kinderwunschklinik entschieden. Dort wurde auch meine allererste Untersuchung bezüglich des Kinderwunsches durchgeführt. Als Erstes wurde die Durchlässigkeit meiner Eileiter untersucht. Wie immer sei alles in Ordnung. Da wir glücklicherweise auch bereits verheiratet waren, kam uns der nächste Schritt – eine IUI – natürlich gelegen. Die Kosten für die Behandlung würde zur Hälfte von der Krankenkasse übernommen werden. Somit war der Weg frei für die Insemination. Diese hatten wir insgesamt dreimal durchgeführt. Mit dem Ergebnis, dass alle Versuche leider erfolglos waren.

Mir war bewusst, wenn die Insemination nicht klappt, dass der nächste Schritt die IVF wäre. Als wir anfangs beschlossen hatten, unser Glück in die Hände der Kinderwunschklinik zu legen, hatten Mike und ich eigentlich beschlossen, die IVF von vorne herein auszuschließen, da wir von dieser Methode nicht überzeugt waren. Doch nach langem Hin- und Herüberlegen und den gescheiterten Inseminationen wollten wir im Nachhinein nichts bereuen und nichts unversucht lassen. So hatten Mike und ich beschlossen, doch einen IVF-Versuch zu starten.

Februar 2022 war es dann so weit – der erste IVF-Versuch startete. Ich hatte mich noch nie im Leben so vielen Spritzen unterziehen müssen. Zum Glück hatte Mike bei jeder Spritze, die er mit setzte, mit mir gelitten. Ihm ist ebenfalls schwergefallen, mir jeden Tag die Spritzen in den Bauch zu piksen. Während dieser Zeit baute sich natürlich die Hoffnung immer mehr auf, dass es wirklich klappen könnte. Selbstverständlich immer mit dabei auch die Angst, dass dieser Versuch doch scheitern könnte. Mike und ich hatten uns aber immer vor

Augen geführt, wie wir mit der Situation umgehen wollen, wenn dieser Versuch scheitert. Wir hatten über verschiedene Wege und Optionen gesprochen. Was wäre, wenn es nicht klappt und wir kinderlos bleiben? Wie geht es dann weiter mit uns? Werden wir uns dann trennen, um dem anderen bei seinem Wunsch nicht im Wege zu stehen? Sind wir zu zweit auf Dauer genug?

Nach jeder Spritze rückte der Termin zur Eizellentnahme immer näher. Ich weiß noch, wie nervös ich war und große Angst hatte, da das unter Narkose stattfand und wie bei den meisten Leidensgenossinnen auch die allererste Operation im Leben war. Am Operationstag waren wir beide sehr aufgeregt und angespannt, mit den Hintergedanken, ob alles gut laufen wird, wie viele Eizellen man entnehmen kann und ob sich die Mühe der letzten Wochen gelohnt hatte. Ich kann mich noch ganz dunkel erinnern, dass ich an diesem Tag nicht die Einzige war. Das gleiche Prozedere hatten vier weitere Patientinnen (wurde mir mitgeteilt).

Mike hatte nach der Operation erzählt, wie er sich gefühlt hatte, als er im Aufwachraum zu mir kam. Er sah mich da liegen, total hilflos und fertig. Da kam er sich so hilflos vor und hatte sich schuldig gefühlt, welches Leiden und großen Aufwand ich für unseren Wunsch auf mich nahm. Er erzählte mir, während ich da noch halb benommen lag, dass ich zu ihm sagte: „Mike, lass uns das bitte nicht nochmal machen."

Nachdem ich wieder zu mir kam, wurden wir auch gleich von meiner Ärztin aufgesucht, um uns mitzuteilen, dass acht Eizellen entnommen wurden. Leider waren vier davon Zysten. Somit war die Ausbeute gering. Die Tage nach der Operation und die Wartezeit auf den Anruf der Biologin kamen uns gefühlt sehr lange vor. Ich hatte vor allem noch mit den Beschwerden der Operation zu kämpfen. Die Gebärmutter und die Eierstöcke waren recht angeschwollen und schmerzhaft. Da wurde unsere Entscheidung nochmal bestätigt, dass wir diesen Weg und dieses Prozedere nicht nochmal durchmachen wollen.

Nach drei Tagen kam endlich der Anruf der Biologin. Uns wurde mitgeteilt, dass sich von vier Eizellen zwei weiterentwickelt hatten. Direkt danach bekamen wir einen Termin für die Einsetzung der Eizellen. Mike und ich hatten zuvor besprochen, wie viele Eizellen wir uns einsetzen wollen. Es war uns auch bewusst, dass das Risiko für Zwillinge beim Einsetzen der zwei Eizellen recht hoch ist. Doch bei zwei Eizellen, die übrig geblieben sind, war es uns das Risiko wert. Entschlossen machte ich mich auf den Weg in die Klinik, um unsere zwei Eizellen abzuholen. Das Einsetzen hatte ich mir auch spektakulärer vorgestellt. Die ganze Prozedur hatte nicht mal zehn Minuten gedauert. Danach ging ich mit zwei neuen Bauchbewohnern nach Hause. Ich kann mich noch sehr gut daran erinnern, dass ich mich sehr gut gefühlt hatte. Ich wusste, dass in mir ein oder zwei Lebewesen heranwachsen. Ich hatte auch nach dem Einsetzen der Eizellen jeden Tag im Unterleib das Piksen, Ziehen und Drücken verspürt, als würden die zwei mit mir kommunizieren und mir ihre Lebenszeichen mitteilen. Da kam mir der Gedanke: „Hey, vielleicht hat es geklappt." Das gab mir ein sicheres Gefühl.

Die Zeit, bis ich einen Schwangerschaftstest machen konnte, kam uns unendlich lange vor. Wir wollten endlich Gewissheit, ob wir es geschafft hatten. Einige Tage vor dem Schwangerschaftstest hörte plötzlich dieses Ziehen und Piksen im Unter-

leib einfach auf. Da hatte ich auf einmal ein Gefühl von Traurigkeit und Verzweiflung, dass es doch nicht geklappt hat und
die Eizellen abgegangen sind. Dann kam der Tag, an dem ich
mich testen sollte. Mein negatives Gefühl hatte der Schwangerschaftstest dann nochmal bestätigt. Niedergeschmettert machten wir uns auf den Weg in die Kinderwunschklinik, um mich
nochmal zu schallen und Blut abnehmen zu lassen. Klar hofften
wir natürlich, dass das Blutergebnis sich zum Positiven wan-
deln würde. Meine Ärztin rief mich nachmittags an und teilte
mir den negativen Bluttest mit. Sie hatte mir meinen letzten
Funken Hoffnung genommen. Die Ärztin sagte direkt im Anschluss, ich solle mir einen neuen Termin machen und direkt
im nächsten Zyklus mit einer zweiten IVF loslegen. Ich war
nach dieser Aussage so überfordert und kam mir überrumpelt
vor. Ich musste erstmal mit dem endgültigen Ergebnis zurecht-
kommen. In mir kamen ständig Fragen auf. Wieso hat es nicht
geklappt? Woran lag es? Habe ich einen Fehler gemacht? Wird
es jemals klappen? Was stimmt nicht mit meinem Körper? Mike und ich waren natürlich traurig und mussten erstmal von
der gesamten Situation Abstand gewinnen. Ich war von der
Aussage der Ärztin enttäuscht, da es für sie einfach selbstverständlich war, dass man weitermacht und direkt danach die
weitere IVF angeht, unabhängig von der emotionalen und phy-
sischen Belastung. Warum der erste Versuch gescheitert ist,
konnte uns bis heute keiner sagen. Letztendlich dürfen wir uns
nicht vorwerfen, dass wir die IVF nicht versucht haben.

Wir werden es auf jeden Fall weiter wie bisher auf natürlichem
Wege versuchen. Ich kann nicht erklären wieso, aber ich bin
fest davon überzeugt, dass ich auf natürlichem Wege Mutter

werde und wir irgendwann unser Wunschkind in den Armen halten werden. Uns ist natürlich bewusst, dass es sein kann, dass wir kinderlos bleiben. Doch dies haben wir natürlich berücksichtigt und offen kommuniziert. Unsere Offenheit und Ehrlichkeit zueinander hatten uns sehr bei unserem Kampf geholfen, einander nicht zu verlieren. Zu wissen, was der Partner denkt und fühlt, um letztendlich weiter gemeinsam neue Wege einzuschlagen. Egal, was auf uns zukommt und wie unsere Geschichte ausgeht, Mike und ich sind uns sicher, dass wir glücklich Seite an Seite unseren Zukunftsweg Hand in Hand gehen werden.

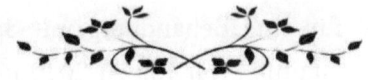

Die Geschichte von Victoria und Dennis

Mein Mann und ich sind seit acht Jahren ein Paar und seit sechs Jahren verheiratet. Wir haben beide Mukoviszidose. Mukoviszidose ist eine angeborene Stoffwechselerkrankung, bei der zäher Schleim in den Zellen entsteht und lebenswichtige Organe nach und nach verstopft. Wir wohnen vom ersten Tag an zusammen und haben gemeinsam durch die Erkrankung ein bewegtes Leben. Wir haben viel gemeinsame Zeit im Krankenhaus verbracht und um das Leben des anderen gebangt. Der Tod war für uns ein Stück Alltag und wir waren zufrieden mit unserem Leben. Ein Kind kam für uns aus diesem Grund nie in Frage.
Ich hatte jedoch immer einen Kinderwunsch. Allerdings war mir klar, dass dieser sich nie erfüllen wird. Für meinen Mann

waren Kinder nie ein Thema. Bis 2020 ein neues Medikament auf dem Markt kam und unser Leben völlig umkrempelte. Wir wurden vom schwer kranken Paar, welches in Frührente ist und das Leben nicht weiter als bis zum vierzigsten Lebensjahr plante, zum nahezu gesunden Paar, für das plötzlich alles möglich wäre.

Was macht man, wenn plötzlich vielleicht vierzig Jahre mehr Lebenszeit auf einen warten? Die Antwort ist einfach: In eine Depression fallen und das Leben hinterfragen. Was tun wir mit unserer Zeit und unserem Leben? Und so wuchs der Kinderwunsch. Da wir kein Kind mit Mukoviszidose wollten, entschieden wir uns für eine Behandlung mit Spendersamen in einer Kinderwunschklinik. Wir fingen 2020 in einer Klinik in Köln mit IUIs an. Nach sechs erfolglosen Behandlungen kamen wir zu dem Entschluss, dass diese sehr große Klinik mit wenig Empathie nicht das Richtige für uns ist. Wir wechselten nach Frechen in eine Praxis. Diese machte einen guten Eindruck und wir fühlten uns gut beraten. Nach einer weiteren erfolglosen IUI entschieden wir uns für eine IVF. Diese endete in einer riesigen Katastrophe. Der Arzt passte den Zyklus mit Medikamenten so an, dass es in seinen Zeitplan passte. Alles war sehr unkoordiniert und wir standen mehrmals vor verschlossener Tür, weil man unseren Termin vergessen hatte. Ich bekam eine fette Überstimulation, weil die Medikamente einfach nicht angepasst wurden. Ich konnte mich zwei Wochen nicht bewegen, hatte Wasser in der Lunge und wahnsinnige Schmerzen. Es wurden alle Eizellen eingefroren. Ich musste wieder lange Progesteron nehmen, da der Arzt in Urlaub ging und der Zyklus für den Kryo-Transfer angepasst wurde. Es kam in diesem

Transfer zu einer kurzen Einnistung, aber das war leider schnell vorbei. Nach dieser schlechten Erfahrung war uns klar, dass wir dort nicht länger bleiben wollten. Alleine, weil die Kosten doppelt so hoch waren als der Kostenvoranschlag. Wir wechselten mit zwei Embryonen nach Bonn Bad Godesberg und hatten damit endlich eine tolle Klinik gefunden. Dort ging es endlich nicht ausschließlich ums Geld verdienen. Wir wurden beraten, es wurde eine Gebärmutterspiegelung und eine Biopsie gemacht und noch einige andere Untersuchungen. Bis auf eine Störung in der Blutgerinnung, die ab dem Zeitpunkt behandelt wurde, war alles in Ordnung. Die nächsten zwei Transfers scheiterten und wir machten eine weitere IVF. Es konnten fünf Embryonen eingefroren werden. Wir machten sicherheitshalber keinen Frische-Transfer, um keine Überstimulation zu riskieren. Von den fünf Embryonen entwickelten sich drei so weit, dass sie transferiert werden konnten. Aber auch diese drei Transfers waren erfolglos. Es gab keine medizinische Begründung dafür. Meine Schleimhaut war immer super, die Embryonen hatten immer eine super Qualität und haben sich prima entwickelt. Wir haben es mit Blastozysten und mit Achtzellern versucht. Es sollte offenbar einfach nicht sein. 40.000 Euro und drei Kliniken später saßen wir da ohne ein Kind. Die Behandlung hat viel von uns abverlangt, emotional und körperlich. Wir haben viel gestritten und sehr gelitten. Der Gedanke, kein Kind zu haben, zerstörte mich innerlich und ich hatte unfassbare Angst, nie glücklich zu werden. Ich hatte mich schon einmal von meinem Wunsch verabschiedet und wusste, dass mich das nie glücklich gemacht hat.

So entschieden wir uns dazu, das Thema Pflegekind in Angriff zu nehmen. Erst einmal musste geklärt werden, ob wir überhaupt ein Kind bekommen würden. So nahmen wir Kontakt zu Jugendhilfe-Organisationen auf. Diese beantworteten unsere Frage mit einem klaren Ja und der Entschluss fiel: Wir nehmen ein Pflegekind.

Ein Qualifizierungskurs und viele Termine mit der Jugendhilfe später warten wir nun auf unser Kind. Wir haben den Wunsch, ein Kind unter einem Jahr zu bekommen. So dauert die Suche ein bisschen länger und wir möchten einem Kind mit Handicap eine Chance geben.

Heute, zwei Jahre nach Beginn der ersten Behandlung, bin ich ehrlich gesagt froh, dass alles so gekommen ist, wie es ist. Ich möchte kein Kind in die Welt setzen. Ich hätte Gewissensbisse, bei dem, was in der Welt so los ist. Aber unser Kind, das existiert schon irgendwo da draußen und wartet, bis es gefunden wird. Hier warten ein eigenes Zimmer und viel Platz. Wir freuen uns auf dich.

Die Geschichte von Sandra

Ich wusste schon früh, dass ich Kinder haben möchte. Da ich selbst mit vier Schwestern aufgewachsen bin. Mein Traum war es immer, zwei Kinder zu haben. Leider bekam ich mit fünfzehn Jahren eine niederschmetternde Nachricht: Ovarialkarzinom. Mein rechter Eierstock war befallen. Ich wusste am Anfang noch nicht wirklich, was es heißt, diese Krankheit zu haben. Nachdem mir mein Eierstock samt Tumor entfernt wurde, hieß es anschließend Chemotherapie. Danach dachte ich, jetzt bist du gesund und wirst eine tolle junge Frau und irgendwann Mama.

Doch das Schicksal meinte es nicht gut mit mir. Mit dreiundzwanzig Jahren kam die Diagnose Humanen Papillomvirus (HPV). Für die Operation wurde ich auf die Gynäkologie verlegt. Zu meinem Schmerz lagen dort auch Frauen, die gerade entbunden haben. Ich war zu dem Zeitpunkt seit fast anderthalb Jahren in einer Partnerschaft. Ich habe oft davon geträumt, mit ihm Kinder zu bekommen. Er meinte auch oft, das wird schon noch klappen. Genau ein Jahr nach dem positiven HPV-Test und der Operation trennte sich mein Freund von mir. Ich fiel in ein tiefes Loch. Kurz danach feierte ich meinen vierundzwanzigsten Geburtstag und dachte mir, jetzt kann alles nur besser werden.

Falsch gedacht. Mitte August ging es mir überhaupt nicht gut, ich war schlapp und müde. Von Stunde zu Stunde ging es mir schlechter. So schnappte mich meine Schwester und brachte mich ins Krankenhaus. Diagnose war Tumor im linken Eierstock, der zu platzen drohte. Am nächsten Tag lag ich schon im OP. Aufgewacht auf der Intensivstation, bekam ich die Nachricht, dass man mir leider den linken Eierstock entfernen musste. Ich weinte bitterlich. Mit vierundzwanzig Jahren zu wissen, dass man nie ein Kind gebären kann, war das Schrecklichste, was es gibt. Immer wieder schaute ich Schwangeren sehnsüchtig nach. Ich ging durch Babyabteilungen und schaute Kinderkleidung an, mit dem Wissen, niemals Mama werden zu können.

Anfang 2006 lernte ich meinen Mann kennen. Wir wohnten über 200 Kilometer auseinander und für mich stand fest, dass ich schnell zu ihm ziehen werde. Mitte 2008 läuteten für uns die Hochzeitsglocken. Was wir uns beide sehr gewünscht haben, war ein Kind. So entschlossen wir uns für den Weg der Eizellenspende in Prag. Es wurden einige Webseiten nach der richtigen Klinik durchforstet. Am Ende fiel unsere Auswahl auf ein Institut. Dort haben wir dann für Anfang 2010 einen Termin gemacht. Nun hieß es für uns: „Projekt Baby", wir kommen.

Als wir das erste Mal in Prag waren, wurde uns klar, fremdes Land gleich fremde Sprache. Aber wir hatten Glück, beim Anmelden stand neben mir eine Dame, die Deutsch konnte. Sie übersetzte uns alles und brachte uns in die Abteilung, wo wir hin mussten. Ab dort hatten wir eine deutschsprachige Koordinatorin, die uns während der Kinderwunschzeit zur Seite stehen sollte. Nach den ersten Untersuchungen und der Spermaabgabe ging es für uns mit einer Tüte voll Medikamenten wieder nach Hause. Dort warteten wir auf den Anruf, dass eine Spenderin gefunden wurde. Ein paar Monate später hatten wir endlich den lang ersehnten Anruf und es sollte losgehen. Am ersten Zyklustag begann ich mit der Tabletteneinnahme zum Aufbau der Gebärmutterschleimhaut. Leider wuchs sie nicht so, wie sie sollte. Am Zyklustag vierzehn lag sie gerade bei 6,1 Millimeter. Ideal seien acht Millimeter gewesen. Trotz Steigerung der Dosis wuchs sie nicht weiter. Trotzdem entschieden wir uns für den Transfer. So wurden mir am Zyklus Tag zwanzig zwei Embryonen eingesetzt. In vierzehn Tagen wüssten wir, ob es geklappt hat. Leider kam eine niederschmetternde

Nachricht – Test negativ. Mir ging es überhaupt nicht gut. Ich habe nur geweint und mich zurückgezogen.

Kurze Zeit später kam mir der Gedanke, ein Kind zu adoptieren. Mein Mann war davon nicht begeistert, aber stand trotzdem hinter mir. So vereinbarte ich einen Termin beim Jugendamt. Bei dem ersten Gespräch erzählten wir, warum wir adoptieren wollten und von uns als Paar. Wir haben Infomaterial mitbekommen und sollten uns melden, wenn wir die Prüfung für Bewerber machen möchten. So rief ich vier Wochen später wieder an, um ein Termin zu vereinbaren. Der sollte im Dezember stattfinden. Im November haben wir uns aber dafür entschlossen, unser Eisbärchen abzuholen. Wieder gab es Probleme mit der Gebärmutterschleimhaut, aber sie war schon etwas mehr aufgebaut als beim letzten Mal. Doch vierzehn Tage später kam wieder ein ernüchterndes Negativ. Zu dem Schmerz wegen des negativen Tests kam noch ein Anruf vom Jugendamt, dass der Termin auf Januar verschoben werden musste.

Beim zweiten Termin beim Jugendamt sprachen wir noch einmal kurz über unseren Kinderwunsch, den bisherigen Weg und auch meine Krebserkrankung. Wir erhielten an diesem Tag auch die Formulare zum Ausfüllen und welche Unterlagen benötigt werden. Neben der Meldebescheinigung, einem ärztlichen Attest, dem Führungszeugnis, der Heiratsurkunde und den Geburtsurkunden sollten wir noch einen Lebensbericht mit Bildern gestalten. Wenn alles fertig ist, sollten wir uns für einen neuen Termin melden. Leichter gesagt als getan. Der Fragebogen hatte es in sich. Ich kam mir vor wie bei „Bitte stellen sie sich ihr Traumkind zusammen". Ich wusste aber schon, dass Adoption nicht immer gesunde Kinder mit sich bringen können. Zum Beispiel durch Nikotin, Alkohol und Drogen, die während der Schwangerschaft genommen wurden. Auch dass das Kind durch eine Vergewaltigung der leiblichen Mutter entstand oder sie als Prostituierte arbeitete und das Kind vom Freier war. Mit all diesen Informationen musste man sich durch die Fragen arbeiten. Wir sollten genau sagen, was man sich vorstellt. Behinderung? Wenn ja, welche Art? Blindheit, Taubheit, Lernschwäche usw.? Mein Mann und ich haben so Seite für Seite, Woche für Woche ausgefüllt. Im Mai waren wir mit allem fertig und haben einen neuen Termin ausgemacht. Unser dritter Termin fand schon zwei Wochen später statt. Dort besprachen wir die Formulare und gegebenenfalls ergänzten wir noch einiges. Im Anschluss machten wir einen Termin für den Hausbesuch im Oktober aus. Bis dahin hatte ich noch einen dritten Transfer, der leider auch wieder negativ war.

Als dann im Herbst endlich der Hausbesuch war, putze ich vorher, als würde der König zu Besuch kommen. Die beiden Damen vom Jugendamt saßen nur im Wohnzimmer und tranken einen Kaffee und nach dem Gespräch haben sie sich nur das zukünftige Kinderzimmer angeschaut. Von dem Tag an waren wir anerkannte Adoptivbewerber. Jetzt hieß es, zu warten.

Bis Anfang des nächsten Jahres tat sich beim Jugendamt nix. Auch bei der Eizellenspende kam immer nach dem Transfer ein negativ. In der Zwischenzeit hatte unsere Koordinatorin die Klinik gewechselt und wir sind mitgegangen. Bis zu diesem Zeitpunkt hatten wir insgesamt neun Versuche durch.

Da wir auch beim Jugendamt immer noch warteten, haben wir an einem Infotermin bei der evangelischen Kirche in Düsseldorf teilgenommen. Thema war Klappenkinder (Notruf Miriam) in Hannover. Es war ein interessanter Vortrag zu diesem Thema (auch mit Gesetzen und Umgang), aber für uns doch nicht das Richtige. So entschlossen wir, das Thema Fremdbewerbung in Angriff zu nehmen.

Gerade als wir starten wollten, kam der ersehnte Anruf. Es war ein Freitagnachmittag, 17.30 Uhr. Ich werde den Moment nie vergessen, als mir die Sachbearbeiterin am Telefon mitteilte, dass ein namenloses Mädchen an diesem Tag geboren war und wir als Eltern ausgesucht wurden. Wow, da war nun unser kleines Wunder, wofür wir immer gekämpft haben. Am nächsten Tag durften wir das erste Mal zu ihr und von da an war sie unsere Tochter. Die leibliche Mutter hatte zehn Wochen später beim Notar die Einwilligung zur Adoption unterschrieben. Im Jahr darauf durften wir sie offiziell vor dem Gericht adoptieren. Jetzt waren wir auch auf dem Blatt Papier eine Familie.
Da ich aber immer zwei Kinder wollte, haben wir uns nach Abschluss der Adoption wieder auf die Warteliste schreiben lassen. So hieß es wieder warten. Bis Anfang 2019 hatte ich noch drei Eizellenspendenversuche gemacht. Alle waren wieder negativ. Trotz, dass ich eine Gerinnungsuntersuchung gemacht habe und wusste, dass ich Faktor V, Faktor XIII und das Von-Willebrand-Syndrom habe. Als Anfang 2019 mein Schwiegervater verstarb, habe ich für mich die Reißleine gezogen und wollte keine weitere Kinderwunschbehandlung haben. Im März rief unsere Sachbearbeiterin an und erzählte uns, dass es ein Jungendamt gibt, welches dringend Bewerber sucht. Somit nahm ich Kontakt zu dem Jugendamt auf und gestaltete unsere Bewerbermappe. Dazu legte ich ein Bilderalbum vom

Haus, Urlaub, der Hochzeit, unserer Tochter und vieles andere mehr. Nachdem dann alle angeforderten Unterlagen da waren, ging es ab zur Post.

Einen Tag nach meinem achtunddreißigsten Geburtstag kam eine Mail, dass uns das Jugendamt gerne kennenlernen möchte. So ging es gleich in der nächsten Woche dort hin. Das Gespräch verlief sehr gut, aber auch ernüchternd. Sie vermitteln Kinder ab sechs Monate in Dauerpflege mit Aussicht auf Adoption. Wir sollten es uns überlegen und dann melden. Ich habe dann lange mit meinem Mann darüber gesprochen und die Pros und Contras aufgeschrieben. Wir entschlossen uns dafür. So kam uns das Fremdjugendamt dann besuchen. Dort wurde auch noch einmal alles besprochen und das Haus angeschaut. Anfang Oktober mussten wir noch einmal dort hin und vor dem Adoptionskreis sprechen. Sie entscheiden, ob man angenommen wird oder nicht. Nach dem Gespräch wurden wir nach Hause entlassen und sollten innerhalb der nächsten Stunde den Anruf bekommen, ob wir angenommen werden. Es vergingen fast drei Stunden. Ich saß schon mit Tränen in den Augen im Auto und sagte, dass wir bestimmt nicht angenommen wurden. Dann kam der Anruf, und die Sachbearbeiterin sagte: „Herzlichen Glückwunsch, sie stehen bei uns auf der Liste."

Jetzt hieß es wieder Geduld haben. Aber lange brauchten wir nicht zu warten. Im November war ein Baby durch eine anonyme Geburt auf die Welt gekommen und wir haben es direkt vom Kreißsaal aus bekommen. Von nun an waren wir Eltern von zwei Mädchen. Die Adoption war im folgenden Jahr auch schon rechtskräftig und wir waren wieder offiziell die Eltern. Jetzt sind wir komplett und der lange Weg hatte sich gelohnt.

Weil das Schicksal es so wollte und wir zweimal adoptieren sollten, wurden wir eine Herzfamilie.

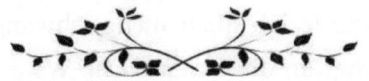

Die Geschichte von Kerstin und Frank

Zu dem Zeitpunkt, als unsere Kinderwunschgeschichte begann, war ich etwas über sechsundzwanzig Jahre und mein Mann dreiunddreißig Jahre alt. Wir hatten bereits geheiratet, ein Haus gebaut und einen tollen Hund aus dem Tierheim adoptiert. Ebenso hatten wir beide eine feste Arbeitsstelle. Es kam so langsam der Gedanke, dass wir uns jetzt vorstellen konnten, ein Kind zu bekommen. Ich hatte schon immer etwas Probleme mit einem regelmäßigen Zyklus. Ganz schlank war ich auch nicht gerade, halt ein paar Kilos über dem Normalgewicht. Nun ja, etwas Zeit muss man dem Ganzen ja schon geben. Einige Monate probierten wir mit kleinen Dingen, die man selbst versuchen kann, schwanger zu werden. Ich führte einen Zykluskalender, maß meine Basaltemperatur und nahm etwas Gewicht ab. Mein Mann nahm Vitamine, speziell für Männer, und nach dem Geschlechtsverkehr lagerte ich mein Becken nach oben. Leider blieben die Zyklusstörungen und die Versuche somit erfolglos. Ich musste mich so langsam darauf einstellen, dass wir beim Kinderwunsch ärztliche Hilfe bräuchten.
In kleinen Schritten ging es los. Als Erstes wechselte ich meine Gynäkologin. Bei der Neuen wurde schon schnell klar, dass die vorherige Ärztin null Ahnung hatte und es keimte nun wieder etwas Hoffnung auf. Unter regelmäßiger Ultraschallkontrolle

gab es ein Medikament, das die Eizellreifung unterstützen sollte. Es wurde auch eine Bauchspiegelung gemacht, um zum Beispiel eine Eileiterverklebung auszuschließen.

Trotz alledem wurde ich noch nicht schwanger. Es ging mir langsam aber sicher an die Psyche. Der Witz dabei war (mehr oder weniger), dass ich zu der Zeit in einer psychiatrischen Einrichtung arbeitete. Die Arbeit machte schon Spaß, aber einfach war es natürlich auch nicht gerade. Und dann kam noch mehr, was uns schwer zu schaffen machte. Mein Schwiegervater, gerade neunundfünfzig Jahre alt, erhielt die Diagnose Krebs. Das war eine schlimme Zeit. Ein knappes halbes Jahr später mussten wir ihn zu Grabe tragen. Ich dachte in dieser Zeit auch, wie leid es mir tut, dass wir ihm zu seinen Lebzeiten kein Enkelkind mehr schenken konnten.

Ein paar Wochen danach fragte ich vorsichtig meinen Mann, ob wir trotz der Trauer unsere geplante Kinderwunschtherapie angehen wollten. Und ja, das wollte er. Ein Termin in einer Kinderwunsch-Tagesklinik in einer nächstgrößeren Stadt (wir leben sehr ländlich) wurde bald Realität. Auch mein Mann musste sich nun untersuchen lassen. Also, auf Deutsch gesagt, wurde die Qualität seiner Spermien überprüft. Da kam heraus, dass auch von seiner Seite Probleme zu dem unerfüllten Kinderwunsch beigetragen haben. Also wurde ein Behandlungsplan in der Klinik erstellt, der sich erstmal ganz zuversichtlich anhörte. Noch keine direkte künstliche Befruchtung, hauptsächlich mit hormoneller Unterstützung und einer Spritze, die zum richtigen Zeitpunkt den Eisprung auslösen sollte. Die Vorfreude und Hoffnung stiegen. Nun musste ich nur noch auf meinen neuen Zyklus warten, um mit den Medikamenten zu beginnen. Ich wartete und wartete und wartete. Na klar, das war typisch – meine Regel kam mal wieder nicht und Unterleibsschmerzen hatte ich auch noch. Gefrustet und negativ gestimmt durch die Schmerzen, rief ich bei meiner normalen Gynäkologin an. Zum Glück bekam ich ganz kurzfristig einen Termin am frühen Abend nach meiner Arbeit. Sie fragte mich, ob ich schon Urin für einen Schwangerschaftstest abgegeben hätte. Da klärte ich sie nochmal auf, dass ich ja mit der Kinderwunschtherapie anfangen will, aber mal wieder meine Regel nicht kommt. Dann sagte sie „okay" und machte zuerst eine Ultraschalluntersuchung. Den Tränen nahe, ließ ich das über mich ergehen. Als ich von ihr so ein merkwürdiges Grinsen und Lachen vernahm, kam gleich der Satz: „Wissen Sie was? So wie es aussieht, sind sie schwanger." Aus meinem Mund kam erstmal nur, dass ich ihr das nicht glaube, erst wenn ich es irgendwie sehe. Mir liefen jetzt definitiv ein paar Tränen herunter. Sie schickte mich zu den Arzthelferinnen, damit ich noch eine Urinprobe für einen Test abgebe. Und ja, er war positiv. Unglaublich! Die Freudentränen liefen und ich wusste nicht mehr, wohin mit meinem Glück. Ich ging erstmal zum Grab von meinem Schwiegervater, was in der Nähe der Arztpraxis war. Ich erzählte ihm weinend, dass er endlich ein Enkelkind bekommt und wie leid es mir tut, dass er das nicht mehr erleben kann. Die Beerdigung war jetzt etwas über zwei Monate her. Als Nächstes überlegte ich, wie ich es denn gleich zu Hause meinem Mann verkünden soll. Ich ging dann noch schnell ein paar Babysocken kaufen und verpackte sie irgendwie noch in eine Schachtel. Ich versuchte, mir nichts anmerken zu lassen, als ich nach Hause kam. Mein Mann fragte, wie es beim Arzt war. Ich gab ihm die Schachtel und sagte, dass er mal aufmachen soll. Ich musste schon grinsen. Die Freude war sehr groß.

Wir waren uns einig, dass wir es erstmal nur unseren Eltern erzählen und sonst keinem, da ich erst in der vierten Schwangerschaftswoche war. Wir haben dann bei meinen Eltern angerufen, ob wir nochmal eben vorbeikommen könnten. Wir wollten etwas erzählen. Die Freude bei ihnen war ebenso sehr groß. Einen Enkelsohn hatten sie bereits von meiner Schwester und sie war auch schon wieder schwanger. Das fand ich jetzt erst recht toll, gleichzeitig mit meiner Schwester Nachwuchs zu erwarten.

Nun, jetzt könnte man bis hierhin denken, was für eine tolle Kinderwunschgeschichte mit Happy End, aber weit gefehlt. Das ist im Prinzip noch nicht einmal der Anfang. Wie die Schwangerschaft war, die Geburt und der schwere Schicksalsschlag, dass wir ein paar Stunden nach dem mehr oder weniger geplanten Kaiserschnitt erleben und erahnen mussten, dass unser vermeintlich gesunder Junge doch nicht gesund war, will ich nicht allzu ausführlich berichten. Dennoch gehört das zu unserer weiteren Kinderwunschreise. Dieses Thema und Kapitel, was wir alles mit unserem leiblichen Sohn erleben mussten, aber auch durften und noch müssen, würde definitiv ein eigenes Buch füllen (I love you, Timm).

Kurz zusammengefasst: Es stellte sich heraus, dass er einen seltenen Gendefekt hat, sogar sehr selten zu dem damaligen Zeitpunkt. Das bedeutete, dass es wenig Wissen über diese Erkrankung gab und noch weniger Therapiemöglichkeiten. Aber unter anderem wusste man, dass es sich um eine lebensverkürzende Erkrankung und schwere Behinderung handelt. PENG! Die Welt schien für uns nahezu unterzugehen. Die Freude über die Geburt unseres lang ersehnten Kindes wurde von all diesen schrecklichen Informationen und Ereignissen in tausend Scherben zersprengt. Mein Herz schrie und blutete. Man brachte ihn in ein anderes Krankenhaus zur besseren Überwachung und Versorgung. Das Schlimme daran war, dass ich mit meinem frischen Kaiserschnitt nicht mit konnte. Das hatte mich erst recht traumatisiert. Erst am dritten Tag, nachdem ich nochmal richtig laut geworden bin, konnte ich endlich in das andere Krankenhaus zu meinem Sohn verlegt werden. Mein Baby endlich wieder sehen und anfassen.

Nach einiger Zeit, nachdem wir uns so langsam mit unserem ganz besonderen Nachwuchs in dem Alltag eingelebt hatten, beschäftigte ich mich mit dem Gedanken, dass wir aber ganz gerne noch einmal ein Kind bekommen möchten. Und das natürlich möglichst gesund. Durch die Erkrankung unseres Sohnes wurden bei meinem Mann und mir festgestellt, dass wir beide Träger eines seltenen Gendefektes sind. Das bedeutet, dass ein erhöhtes Risiko besteht, wieder ein krankes Kind zu bekommen. Was nun? Es riskieren und zur Not einen Schwangerschaftsabbruch machen? Oder noch ein Kind mit Beeinträchtigung bekommen? Beides konnten wir uns nicht vorstellen. Wir googelten uns so durch und kamen nur auf die Möglichkeit der Präimplantationsdiagnostik (PID). In Deutschland war damals die PID noch nicht erlaubt. Gleichzeitig mussten wir uns so langsam mit dem Gedanken befassen, dass unser Sohn wahrscheinlich nie oder nur mit großer Hilfe laufen wird. Es kam die Überlegung, einen Fahrstuhl in oder an das Haus zu bauen. Aber das passte alles irgendwie nicht. Die nächste Option war, die Garage umbauen. Abgekürzt beschrieben: Wir nahmen einen weiteren Kredit auf und planten dann auch gleich Geld für eine PID-Behandlung im Ausland (Tschechien) ein. Vorweggenommen, in dieses Land sind wir noch oft gefahren.

Nun denn, wir waren ja noch jung und packten uns einiges auf die „Schultern". Hausumbau, Planung und Durchführung einer sehr aufwendigen künstlichen Befruchtung im Ausland und natürlich noch die Betreuung und Pflege unseres kleinen kranken Kindes. Meine Eltern haben uns in all der Zeit sehr unterstützt. Sowohl bei der Betreuung von unserem Sohn als auch finanziell. Diese erste künstliche Befruchtung ist schon lange her. Deshalb weiß ich nicht mehr alle Details, aber es war natürlich unglaublich spannend, aufwendig, belastend, voller Hoffnung und Trauer. Mein Mann und ich reisten nach Pilsen in Tschechien und ließen unseren kleinen Jungen bei meinen Eltern zurück. Der erste Schock war, dass zu wenige Eizellen bei mir gewonnen werden konnten. Also wieder nach Hause, nochmal Hormone schlucken und spritzen, wieder hinfahren, nochmal Eizellentnahme. Die Kinderwunschklinik machte einen guten Eindruck. Ich habe mich, soweit sowas in so einer Situation überhaupt geht, relativ wohl gefühlt. Ich wurde gut beraten und behandelt. So aufregend und belastend es auch war, es war auch schön in der Stadt, die Reise allgemein. Ich war so sicher, dass es geklappt hat, fühlte mich so schwanger. Es zwickte und ziepte. Ich, als Neuling auf diesem Gebiet der künstlichen Befruchtung, hielt es damals für ein gutes Zeichen. Heute weiß ich, dass es sich durch die Medikamente immer so anfühlt, bei negativ genauso wie bei positiv. Zumindest war es bei mir immer so. Am Ende war die Enttäuschung groß – negativ. Wir hatten sehr viel Geld investiert und besonders niederschmetternd war, dass von den wenigen befruchteten Eizellen keine mehr eingefroren werden konnte, da sich nicht so viele weiterentwickelt hatten und davon noch welche wieder mit dem Gendefekt belastet waren. Es war damals sehr kompliziert. Meine befruchteten Eizellen mussten nach paar Tagen ja quasi punktiert werden, also eine Probe sozusagen entnommen werden. Dann wurden die Zellen eingefroren und die Proben wurden per Flugzeug in die USA geflogen. Nun konnten sie dort im Speziallabor konkret nach unserem Gendefekt suchen. Das ging natürlich nur, weil der genau bekannt war. Man wusste genau, wonach man suchen musste. Man hat dann aber auch gleich noch nach anderen bekannten Gendefekten wie zum Beispiel Trisomie 21 geschaut.

Eine Weile verging, der Kinderwunsch blieb. Also neue Pläne schmieden. Der zweite Versuch fand in Deutschland statt, nun war die PID-Untersuchung auch hier erlaubt. Unsere Wahl fiel auf eine Klinik in Hamburg. Auch da hatte ich das Gefühl, in sehr professionellen Händen zu sein. Es war irgendwie alles noch komplizierter. Erstmal mussten wir einen Antrag beim Ethikkomitee für diese PID-Untersuchung stellen. Natürlich schon gleich dafür wieder ordentlich Geld zahlen, nur alleine für den Antrag. Nun ja, wir hatten Glück und das Geld war nicht umsonst investiert. Der Antrag wurde genehmigt. Ich erinnere mich noch, dass vom ersten Termin in dieser Klinik mit all dem Drumherum am Ende ein ganzes Jahr verging, bis es endlich so weit war. Es war wenige Tage vor meinem Geburtstag. Wir fuhren zur Blutabnahme extra wieder nach Hamburg in die Klinik (circa zwei Stunden eine Fahrstrecke). Am nächsten Tag bekamen wir den Anruf, auf den wir gewartete hatten. Mein Mann ging ans Telefon, mein Herz sprang gefühlt aus meinem Körper. POSITIV! Wir waren schwanger. Es war so unglaublich schön. Wir waren so glücklich und waren sicher, alles wird nun gut. Wir haben doch jetzt alles getan. Glückselig noch an meinem Geburtstag, aber kurz danach wurde die Stimmung wieder getrübt. In den Blutkontrollen fiel auf, dass der HCG-Wert (Schwangerschaftshormon) nicht viel anstieg und viel zu niedrig war. Ich bekam Schmerzen, die aber von der Hamburger Klinik am Anfang auf die Medikamente geschoben wurden. Aber ich merkte schon, dass es andere Schmerzen waren. Das Ende vom Lied war, die Schwangerschaft hat sich nicht weiterentwickelt – Medikamente/ Hormone absetzen und auf die Blutung warten. Die psychische Belastung war schon groß. Diese Enttäuschung und dann noch das Leben mit einem schwerbehinderten Kind meistern und zusehen, wie Freunde so nach und nach ihre (zum Glück) gesunden Kinder bekamen.

Aufgeben? Gibt's bei mir nicht. Aufrappeln und weiter forschen. Was gibt es noch? Eizellspende, Samenspende, komplette Embryonenspende, Adoption, Pflegekind. Was gibt es alles, woran es liegen könnte, dass es mit der Einnistung oder Weiterentwicklung der Schwangerschaft bei mir nicht klappt? Kurz geschildert, wir versuchten wieder in Tschechien verschiedene Methoden. In der neuen Klinik war es irgendwie unbehaglich, alt und wirkte unprofessionell. Ich fühlte mich nicht so wohl, aber nett waren sie auch. Es gab wieder einen positiven Schwangerschaftstest. Jetzt haben wir es bestimmt geschafft. Oder auch nicht. Okay, in den Kosten enthalten waren ja drei Versuche. Wieder hin. Wieder positiv. Jetzt? Es kam noch schlimmer wie vorher. Es sah erst gut aus, aber dann bekam ich wieder Schmerzen und zwar immer wieder ziemlich stark. Der HCG-Wert stieg auch nicht mehr weiter. Kurz geschildert, am Nikolaustag hieß es mittags um circa 12 Uhr von meiner Frauenärztin: „Ich will sie heute Nachmittag um 16 Uhr auf dem Operationstisch haben. Sie haben eine Eileiterschwangerschaft." Na toll, mir beziehungsweise uns blieb auch nichts erspart. Und nun? Das Problem war, dass mein Mann frisch am Knie operiert war und die nächsten sechs Wochen nicht auftreten durfte. Und wer kümmert sich jetzt um unseren kranken Sohn? Was würden wir nur ohne Oma und Opa machen? Schon wieder mussten sie uns unter die Arme greifen. Tja, ein Tag nach meinem Geburtstag konnte ich dann wieder entlassen werden, also fünf Tage nach der Operation.

Ich weiß nicht wie, aber irgendwie habe ich funktioniert und zu Hause mein Bestes gegeben. Irgendwann zwischen diesen ganzen Versuchen nahmen wir dann auch mal an einer Informationsveranstaltung für Adoption und Pflegekinder teil. Bei einer Adoption im eigenen Land kam heraus, dass es für uns nicht die größten Chancen gibt. Zum einen waren wir nicht mehr die Allerjüngsten und zum anderen gibt es halt nicht so viele Kinder, die zur Adoption freigegeben werden, aber viele Paare, die gerne adoptieren möchten.
Ich konnte und wollte es dann aber doch noch weiter versuchen. Ich erkundigte mich nach den neusten Methoden und ließ alles Mögliche bei mir abchecken. Zusatzleistungen/Methoden, die eventuell helfen könnten bei der künstlichen Befruchtung, planten wir mit ein. Es wurde eine Klinik in der tollen Stadt Prag in Tschechien. Nun, diese drei Versuche sollten von vornherein gar nicht klappen. Obwohl ich sagen

würde, von der Technik, Ausstattung und dem Wissen war das die beste Klinik. Ich nehme an, dass es durch meine Eileiterschwangerschaft und die damit verbundene Ausschabung meiner Gebärmutter zu schwierig war, dass sich bei mir noch eine Eizelle einnisten kann. Vor dem letzten Versuch griffen wir parallel den Plan Adoption/Pflegekind wieder auf und wurden aktiv. Es reichte langsam aber sicher. So konnte es nicht weitergehen. Ich trat die Reise nach Tschechien noch einmal an und fuhr, verrückt wie ich bin, alleine mit dem Zug und kam nachts gegen 24 Uhr an. Ein letztes Mal hoffen, am nächsten Vormittag und die nächsten zwei Wochen. Aber es klappte wieder nicht, dann eben nicht.

Ein paar Monate später fand ein Seminar für Adoptions- und Pflegekindbewerber statt. Im Mai waren wir mit dem Kurs durch und im Juli nach einem abschließenden Gespräch waren wir dann offiziell anerkannt als potenzielle Adoptiv- oder Pflegekindeltern. Wir kannten bereits ein Ehepaar aus unserem Bekanntenkreis, das einen Jungen in Dauerpflege aufgenommen hatte, und Freunde, die mittlerweile zwei Kinder adoptiert hatten. Aufgrund unserer langen vergangenen Zeit und des Älterwerdens drängte ich darauf, bald eine Bescheinigung zu bekommen, dass wir den Kurs mitgemacht haben, weil wir uns auch gerne außerhalb, also in anderen Landkreisen, bewerben wollten. Wir wurden noch etwas hingehalten. Wir sind dann mit einer Gruppe, einem Verein, mit unserem beeinträchtigten Sohn nach Holland in den Center Park gefahren. Einen kleinen Urlaub machen. Ich hatte diese Information auch per Email unserem zuständigen Träger mitgeteilt. In Holland klingelte irgendwann mein Handy, aber ich habe es nicht rechtzeitig gehört. Dann klingelte das Handy von meinem Mann. Er ging nicht ran. Ich fragte, warum nicht. Kannte die Nummer nicht, war seine Antwort. Ich schaute nach und sah, dass es unsere Kontaktstelle für Adoptiv- und Pflegekinder war. Ich rief zurück, ohne mir groß was dabei gedacht zu haben. Sie wussten ja, dass wir im Urlaub waren. Bla bla bla und ich habe hier eine Praktikantin. Darf die mithören usw. Dann plötzlich hieß es, wir hätten da eventuell einen kleinen Jungen für sie. BAAMM! Habe ich richtig gehört? Meine beziehungsweise unsere Gefühle gingen durch die Decke. Wahnsinn! Echt jetzt? Das wurde erstmal gefeiert. Ich habe gleich nach dem Telefonat Sekt rausgesucht. Als wir uns später mit unserer Gruppe trafen, haben wir es mitgeteilt. Wir konnten unsere Freude nicht für uns behalten.

Es folgte erstmal ein Termin beim zuständigen Jugendamt und der Bereitschaftspflegemutter, wo der Junge zu diesem Zeitpunkt war. Es wurden uns Fotos gezeigt und seine Geschichte erzählt. Wir wollten ihn kennenlernen, wir konnten es uns gut vorstellen. Dieser kleine süße Fratz verdrehte uns schnell den Kopf und sprang in unser Herz. Dass man uns etwas vorgewarnt hat, dass er ein sehr lebhafter Junge sei, haben wir ignoriert. Der Verstand war weg, nur noch das Herz war da. Es fand ungefähr zwei Monate lang die sogenannte Anbahnungsphase statt. Der Junge war beim Kennenlernen siebzehn Monate alt und lebte schon knapp ein Jahr in der Bereitschaftspflegefamilie. Da musste man die Kennlernphase schon etwas langsamer und behutsamer machen. Die letzten vier bis fünf Termine fanden dann bei uns statt, damit der Kleine sich hier an die Umgebung gewöhnen konnte. Es war kurz vor Weihnachten.

Es war unklar, ob er noch vor oder nach Weihnachten einzieht. Die Bereitschaftspflegefamilie zögerte erst, aber meinte dann, dass es für den Jungen nicht gut sei, noch ein Weihnachten bei denen zu verbringen, um kurz danach von ihnen getrennt zu werden. Also hieß es plötzlich, morgen bleibt er dann ganz. Wow, damit hatten wir vor Weihnachten nicht mehr gerechnet. Und „plötzlich" waren wir nach acht Jahren Kinderwunschgeschichte zu viert. Direkt drei Tage vor Weihnachten. Das hatte wirklich was Magisches.

Nun lebt der kleine Mann seit drei Jahren und einem Monat bei uns. Es war und ist nicht immer alles ganz einfach, zumal die Coronapandemie relativ kurz nach seinem Einzug auf uns zukam. Es lief alles anders, wie gedacht. Und ja, Pflegekinder bringen da auch definitiv ihr sogenanntes „Päckchen" aus der Vergangenheit mit. Selbst wenn es am Anfang vermeintlich erstmal eher harmlos erscheint. Und gegebenenfalls muss man ja auch die Umgangskontakte mit den leiblichen Eltern machen und die Emotionen des Kindes danach aushalten und es unterstützen. Und dennoch kann es ein toller und bereichernder Weg sein, um eine Familie zu gründen beziehungsweise zu werden. Sobald er sprechen konnte, nannte er uns „Mama" und „Papa", was wir sehr schön fanden.
Mein Motto war immer, nicht aufgeben. Am Ende wird alles gut und wenn es nicht gut ist, dann ist es auch nicht das Ende. Diesen Spruch habe ich seit der ganzen Zeit auf einem kleinem Schild stehen und habe ihn mir immer wieder durchgelesen.

Zum Schluss habe ich für euch noch eine besondere Geschichte zum Thema Adoption. Bisher haben Adoptiveltern ihre Geschichten mit uns geteilt. Aber wie erlebt ein Kind eine Adoption? Das möchte uns Andreas aus seiner Erfahrung erzählen.

Die Geschichte von Andreas

Mein Name war André Steitz. So steht es in meiner Abstammungsurkunde. Ich wurde im Jahr 1981 im Norden Deutschlands geboren und wurde ein gutes Jahr später im kleinen, beschaulichen Saarland zur Adoption freigegeben. Den fehlenden Erinnerungen eines dreizehn Monate alten Kindes trauere ich heute noch hinterher. Daher muss und werde ich auch gerne die Erzählungen meiner Eltern niederschreiben.

Etwa zwei Jahre vor dem einschneidenden Tag waren meine Eltern beim zuständigen Jugendamt vorstellig gewesen und hatten sich auf die Warteliste eintragen lassen. Im Herbst des Jahres 1982 wurde ich abgegeben; übrigens schweren Herzens, wie mir mein leiblicher Vater, den ich Jahrzehnte später fand, erzählt hat. Doch ihnen war keine andere Wahl geblieben. Sie waren quer durch die Republik gereist, hatten sich durchschlagen müssen und lagen zusammen mit mir drei Tage unter freiem Himmel im Stadtpark. Obdachlos und mittellos mit einem Kleinkind sahen sie sich gezwungen, die Familie auseinander zu reißen.

Ich war kaum im Jugendamt registriert, als bei meinen zukünftigen Eltern das Telefon schrillte. Zwar war ich ihrem hinterlegten „Anforderungsprofil" um einen Monat entwachsen, wurde jedoch zur Begutachtung empfohlen. Also nichts wie hin. Ich lag in einem Buggy, wurde den Flur rauf und runter geschoben und schrie wie am Spieß. Anscheinend war niemand in der Lage gewesen, beruhigend genug auf mich einzuwirken. Mein Vater nahm mich in den Arm und wiegte mich. Meine Mutter trug damals eine aktuelle Dauerwelle. Ich strich ihr durch das Haar und spürte wohl, wie wir später bildlich vergleichen konnten, die Ähnlichkeit zu den Powerlocken meines leiblichen Vaters wieder. Ich, der junge Bub, hörte auf zu schreien und genoss die Aufmerksamkeit und Zuneigung der beiden fremden Personen. Ich wurde sofort adoptiert und eingesackt. Übrigens zusammen mit dem spärlichen Hab und Gut, das ebenfalls im Jugendamt abgegeben worden war. Im Zuge der Adoption wurde mein Geburtsname zur reinen Aktennotiz (er existiert offiziell nur noch in der Abstammungsurkunde) und ich trug fortan den Namen Andreas Blinn.

In den ersten Tagen hatten wir mehr Besuch, als ich wohl einordnen konnte. Verwandte, Freunde und Bekannte gaben sich die Klinke in die Hand und überschütteten meine Eltern mit Hilfe und Erstausstattung. Wie sehr meine bis dato wenigen Lebensmonate auf mich gewirkt hatten, stellte sich in den ersten Nächten heraus. Vermutlich war nicht nur die neue Umgebung, sondern auch die Angst und die vielen Ortswechsel daran schuld, dass ich kaum bis gar nicht und wenn dann unruhig geschlafen habe. War ich wach, habe ich wohl nur geschrien. Kein leichter Start für meine neuen Eltern.

Diese Zeilen schreibe ich mit dem Abstand von gut vierzig Jahren und ich behaupte, wir haben es alle sehr gut hinbekommen. Darunter auch die Vorbereitung und die „Aufklärung" über meine Herkunft, die in das Grundschulalter fiel. Meine Eltern führten mich mit vielen Gesprächen und Geschichten an die Wahrheit heran. Die einprägsamste Erinnerung habe ich dabei an das Kinderbuch „Der Findelfuchs". Ein wunderschön kindgerecht geschriebenes und illustriertes Buch über einen Familienzuwachs der besonderen Art. Ich kann es nur empfehlen. Es wird mir ewig in Erinnerung bleiben. Wie auch eine Szene im Kinderzimmer, das ich mir mit dem drei Jahre jüngeren leiblichen Sohn geteilt habe. Sie hat sich regelrecht in meine Netzhaut eingebrannt. Ich saß, nein, tobte im Schlafanzug in der oberen Hälfte des Etagenbettes. Meine Eltern hatten mich an diesem Abend vollumfänglich über meine Herkunft aufgeklärt. Es muss mir wohl übel aufgestoßen sein. Jedenfalls tobte und schrie ich von dort droben die Frau und den Mann an, die mich vermeintlich meinen leiblichen Eltern weggenommen hatten. Ich wollte auf der Stelle zurück. Das hell erleuchtete Kinderzimmer, ich in der ersten Etage und meine Eltern ratlos vor mir. Dieses Bild werde ich nie vergessen. Wie ordne ich es heute ein? Ich denke, dass die Reaktionen auf eine solche Nachricht so individuell ausfallen, wie unsere Charaktere sind. Ich kann nur vermuten, wie elend mir in meinem Bett zumute war. Vielleicht fühlte ich den Boden unter meinen Füßen weggerissen oder sah mein bisheriges Leben als ganz große Lüge an. Umgekehrt möchte ich nicht wissen, wie sich meine Eltern gefühlt haben. Danach reißt die Erinnerung ab. Gehen wir davon aus, dass sich die angespannte Lage und unser Verhältnis recht schnell normalisiert hatten. Jedenfalls gibt mein Gedächtnis keine weiteren, vergleichbaren Situationen her. Ab der Grundschule verlief mein Leben mehr oder weniger gerade. Ob bei dem typischem Gezanke zweier junger Pubertierender, mein Bruder und ich, ein Gefühl der Benachteiligung oder das Wissen um die verschiedenen Gene eine Rolle gespielt haben, bezweifele ich. Auch der Wechsel auf ein reines Jungeninternat, das Bischöfliche Konvikt in Prüm, war eher der Gesamtsituation geschuldet. Konservatives Elternhaus gegen rotzfrechen und faulen 15-Jährigen. Das lässt genug Spielraum für lautstarke Reibereien und den Wunsch, diesen zu entfliehen. In der Entscheidungsfindung pro Ortswechsel hat meinem Wissen nach meine biologische Herkunft keine (große) Rolle gespielt. Nichtsdestotrotz waren die darauffolgenden drei Jahre alles andere als einfach. Deshalb habe ich die Erinnerungen daran in meinem ersten Buch „Inside Out" festgehalten.

Eine eher unschöne, damals charakterlich fragwürdige Einstellung aus meinen frühen Zwanzigern verfolgt mich noch immer. Als ich von meiner Freundin gefragt wurde, ob ich nicht nach meinen Wurzeln suchen wollte, lautete meine Antwort: „Ich habe kein Interesse an Pennern." Rückblickend beschämend. Es hat viele weitere Jahre gedauert, bis es schließlich „klick" machte und eine umfangreiche Suche begann, an deren Ende wir bei meinen Adoptiveltern am Esstisch saßen und die Ergebnisse präsentierten. Ich habe in meinem Elternhaus selten eine wärmere Atmosphäre erlebt. Geradezu erleichtert und mit Tränen in den Augen sagte mein Vater zu mir: „Andreas, ich wäre enttäuscht gewesen, wenn du nicht gesucht hättest. Ich freue mich für dich."
Später saßen wir eines schönen Nachmittages bei meinen Eltern auf der Terrasse. Meine Mutter kam mit einer alten Tasche nach draußen und kramte die Stücke hervor. Leider vermochten sie nicht, die fehlenden Erinnerungen zu Tage zu fördern. Ich bin aber unendlich dankbar für die Fürsorge und Lie-

be vom ersten Tag an. Es existieren Bilder, die mich im Wohnzimmer zeigen, wie ich meine ersten Gehversuche in meine neue Zukunft mache.

Dank der Suche hatte ich Kontakt zu meinem leiblichen Vater und habe neben Fotos viel über damals und meine Wurzeln erfahren. Auch habe ich heute guten Kontakt zu mehreren Halbgeschwistern. Leider konnte ich meine leibliche Mutter nicht mehr kennenlernen, weil sie schon verstorben ist.

Das jetzige Verhältnis zu meinen Adoptiveltern ist geprägt von gegenseitigem Vertrauen und dem Wissen, dass trotz vieler großer Anstrengungen, eine Familie zusammengewachsen ist, die sich glücklich schätzt, einander zu haben. Die Adoption stand nie und steht nicht zwischen uns, im Gegenteil. Ich bin für sie der Erstgeborene und sie sind meine Eltern, beides ohne Wenn und Aber. Es hätte mich wahrlich schlechter treffen können. Dafür bin ich sehr dankbar. Ich denke, wir sind ein positives Beispiel für eine Entscheidung pro Adoption.

Was ist der Unterschied zwischen einem Adoptivkind und einem Pflegekind?

Laut dem Bundesministerium für Familie, Senioren, Frauen und Jugend gibt es zwischen Adoptiv- und Pflegekindern rechtliche Unterschiede.

„Adoptierte Kinder sind rechtlich alleinige Kinder ihrer Adoptiveltern und nicht mehr mit ihren leiblichen Eltern und ihrer Herkunftsfamilie verwandt. Die Adoptiveltern haben sämtliche Rechte und Pflichten, wie zum Beispiel Sorgerecht und Unterhaltspflicht gegenüber dem Kind. Das Kind erhält den Familiennamen seiner Adoptiveltern.

Anders als bei einer Adoption bleiben Pflegekinder rechtlich alleinige Kinder ihrer leiblichen Eltern. Wer das Sorgerecht für das Pflegekind hat, kann unterschiedlich geregelt sein: Ein ehrenamtlicher Vormund oder ein Amtsvormund aus dem Jugendamt kann das Sorgerecht vollständig übernehmen, es kann aber auch für einige Bereiche bei den leiblichen Eltern verbleiben. Aber auch die Pflegeeltern können unter bestimmten Voraussetzungen das Sorgerecht für das ihnen anvertraute Pflegekind übernehmen. Haben die Pflegeeltern kein Sorgerecht für ihr Pflegekind, können sie während der Zeit des Pflegeverhältnisses in Angelegenheiten des täglichen Lebens des Kindes entscheiden. Pflegeeltern erhalten den notwendigen Unterhalt für ihr Pflegekind, der die Kosten für den Sachaufwand und für die Pflege und Erziehung des Kindes beziehungsweise der oder des Jugendlichen umfasst."

Auf der Internetseite dieses Ministeriums findet ihr zu diesem Thema noch viele weitere interessante Informationen. Das Jugendamt ist natürlich auch der perfekte Ansprechpartner, weil es die zuständige Behörde ist.

Auch in den sozialen Medien gibt es entsprechende Gruppen, wo man mit Adoptiv- beziehungsweise Pflegeeltern über ihre Erfahrungen sprechen kann. Es sind sozusagen Informationen aus erster Hand.

Direkter Link zum Bundesministerium für Familie, Senioren, Frauen und Jugend:

https://www.bmfsfj.de/

Feingefühl erforderlich

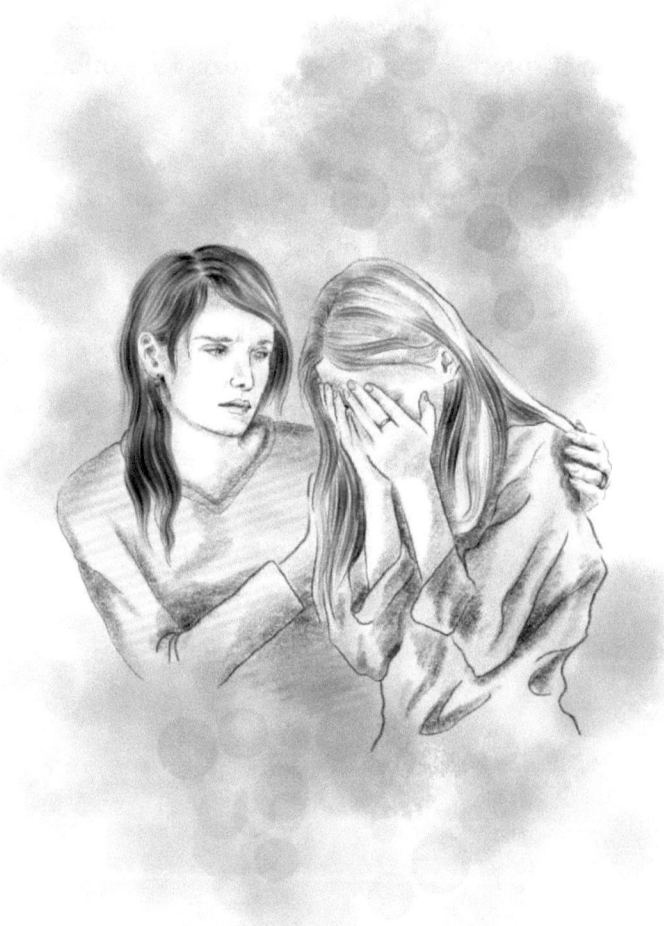

Feingefühl erforderlich

Viele Paare müssen sich während der Kinderwunschzeit die unnötigsten Kommentare und überflüssigsten Ratschläge anhören. Das ist nicht nur nervend, sondern teilweise auch sehr verletzend. Man sollte sich immer gut überlegen, wie man mit kinderlosen Paaren spricht. Man weiß nie, welchen schwierigen Weg sie gehen müssen oder welche Verluste sie schon erlitten haben.

Nachfolgende Sätze sollten lieber ungesagt bleiben:

„Und wann ist es bei euch mit Familienzuwachs soweit?"
Diese Frage wird ständig und immer wiederholend gestellt. Das ist einfach nur ein Stich ins Herz, weil es ja nicht so ist, dass man kein Kind will. Es will halt einfach nicht klappen.

„Du stresst dich viel zu sehr. Deswegen klappt es auch nicht."
Bei jahrelangem unerfülltem Kinderwunsch fällt es nicht leicht, sich nicht zu stressen. Auch wenn man sich vornimmt, entspannt an den nächsten Versuch ranzugehen, sind die Gedanken immer da.

„Wenn ich vorher gewusst hätte, wie es mit Kindern ist, hätte ich keine bekommen."
Das ist eine Aussage von einer dreifachen Mutter, die sie gegenüber einer ungewollt Kinderlosen machte. Da fällt einem nichts zu ein.

„Vielleicht soll es einfach nicht sein. Ihr könnt ja ein Kind adoptieren."

Wenn ihr die Hoffnung und positiven Gedanken kinderloser Paare zerstören wollt, ist das der richtige Kommentar. Nein, lasst es lieber. Es steht euch nicht zu, so etwas zu äußern.

„Sei froh, dass du wenigstens ein Kind hast."

Der Wunsch nach einem Kind ist immer groß. Da spielt es keine Rolle, ob man schon ein Kind hat.

„Wann kommt endlich ein Geschwisterchen? Wenn ihr euch nicht beeilt, haben sie nichts mehr voneinander."

Es ist für Paare schon schwer genug, damit zu leben, dass das zweite Kind nicht kommen will. Dann noch den Finger in die Wunde zu legen, ist sehr verletzend.

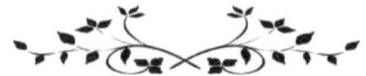

Ein Kind zu verlieren, ist das Schlimmste, was Eltern passieren kann. Da spielt es auch keine Rolle, ob es vor oder nach der Geburt verstorben ist. Das kleine Wesen ist fort und hinterlässt eine Leere. Als Außenstehender ist man oft ratlos, wie man angemessen reagieren soll. Was soll ich tun? Was soll ich sagen? Auch ich war in dieser Situation und habe mir bei Betroffenen Rat geholt. Natürlich gehen die Sterncheneltern mit ihrem Verlust unterschiedlich um. Jedoch gab es eine einheitliche Bitte: Für die betroffenen Eltern da zu sein. Ein offenes Ohr haben, wenn Gesprächsbedarf besteht. Aber nicht zum Reden „zwingen". Gemeinsam Zeit verbringen, weil Ablenkung manchen gut tut. Zusammen trauern und den Engel verab-schieden. Die Eltern unterstützen, zum Beispiel Essen vorbei-bringen oder sich um die anderen Kinder kümmern, damit die Eltern mal zur Ruhe kommen können. Das Gefühl geben, dass sie nicht alleine sind.

Es gibt natürlich auch unnötige beziehungsweise unangemes-sene Äußerungen gegenüber Sterncheneltern:

Phrasen wie „Mein herzliches Beileid" oder „Ihr Armen habt es so schwer" kommen oft nicht gut an. Es ist unpersönlich und wie dahingesagt.

„Es sollte wohl so sein."
Was bitte ist das für eine Aussage? Nichts sollte so sein. Das Kind sollte leben.

„Du bist noch jung und kannst ja weitere Kinder bekommen."
Ein Kind ist gestorben und kann nicht einfach durch ein ande-res ersetzt werden.

„Die Fehlgeburt war doch erst in der siebten Schwanger-schaftswoche. Da ist es doch noch kein richtiges Kind."
Mal von der unsensiblen Art abgesehen, ist es wohl ein Kind mit Herzschlag und Bewegungen. Es ist egal, in welcher Schwangerschaftswoche man das Kind verliert. Es ist immer ein schwerer Verlust. Vor allem wenn man Monate lang dafür gekämpft hat.

Nachwort

Die Geschichten haben uns gezeigt, dass zwar jede Kinderwunschreise individuell ist, aber jede eine Flut der Emotionen mit sich bringt. Trotz zahlreicher Rückschläge, herzzerreißender Verluste und unerfüllten Hoffnungen wurde nie aufgegeben. Auch wenn manche Reisen nicht zum Ziel „Eigenes Kind" geführt haben, ging es immer einen neuen, spannenden Weg weiter.

Die Geschichten sollen nicht nur ungewollt Kinderlosen Mut und Hoffnung geben, sondern auch Angehörigen und Freunden Betroffener die Möglichkeit geben, die Welt der Kinderwunschreisen zu verstehen und nachzuempfinden.

Außerdem sollen die Geschichten alle Eltern, die nicht so eine schwierige Kinderwunschreise hinter sich haben, zum Nachdenken anregen. Wir hatten auch keinen einfachen Weg und sind deshalb schon dankbar für unser Wunder. Nach dem Lesen der Geschichten stieg unsere Dankbarkeit ins Unermessliche.

(Nicht) In einem Satz erklärt

In dem Buch gibt es einige Fachausdrücke und Abkürzungen, die ich hier noch einmal genauer erklären möchte. Schließlich soll jeder wissen, um was es sich handelt und was es bedeutet.

Entwicklungsstadien der Eizelle

Die befruchtete Eizelle durchläuft mehrere Stadien, bevor sie sich einnistet:

- Vorkernstadium (Zeitpunkt der Befruchtung)
- Zygote (Vereinigung der 23 Chromosomen der Eizelle und der 23 Chromosomen des Spermiums)
- 2-Zell-Stadium (nach 48 Stunden)
- 4-Zell-Stadium/8-Zell-Stadium
- Morula (nach 72 Stunden)
- Blastozyste (nach 4 Tagen; nistet sich in die Gebärmutter ein)

Kinderwunschbehandlungen

Je nachdem, wie die Voraussetzungen bei einer Frau beziehungsweise einem Paar sind, wird über die Art der Kinderwunschbehandlung entschieden. Im Folgenden erfahrt ihr, was es mit IUI, IVF und ICSI auf sich hat.

Bei der *intrauterinen Insemination (IUI)* wird der Frau am Tag des Eisprungs eine aufbereitete Spermienprobe ihres Partners (oder eines Spenders) in die Gebärmutter übertragen. Durch die Aufarbeitung des Spermas verbessern sich in der Regel die Beweglichkeit und Dichte der Spermien.

Bei der *In-Vitro-Fertilisation (IVF)* wird eine höher dosierte hormonelle Stimulation angewandt, damit mehrere Follikel gleichzeitig reifen. Nach dem Eisprung werden der Frau die gebildeten Ei-Bläschen über die Scheide aus dem Eierstock entnommen. Noch am gleichen Tag findet die Befruchtung zwischen den Spermien des Mannes und der Eizellen der Frau statt. Dafür gruppiert man in einem Reagenzglas die beweglichen Spermien um die Eizelle. Schon am Folgetag kann man sehen, wie viele Eizellen befruchtet werden konnten. Die Rückübertragung erfolgt ohne Narkose zwischen drei und fünf Tagen nach der Entnahme der Ei-Bläschen.

Die *intrazytoplasmatische Spermieninjektion(ICSI)* gilt als erweiterte In-Vitro-Fertilisation. Die Vorgehensweise gleicht der von einer IVF. Der einzige Unterschied liegt in der Befruchtung der Eizellen. Bei der ICSI wird pro Eizelle jeweils ein optimales Spermium per Mikroskop in die Eizelle gebracht.

Bei allen Behandlungsformen wird die sogenannte *Auslösespritze* gesetzt. Sie ist dafür zuständig, den Eisprung kontrolliert auszulösen. So kann der Eisprung zeitlich genau berechnet werden.

Bei einer IVF oder ICSI können Eizellen auch eingefroren werden. Dies nennt man *Kryokonservierung*. Dabei werden Eizellen im sogenannten Vorkernstadium in einem Depot mit flüssigem Stickstoff bei fast -200 Grad Celsius eingelagert. Sie werden dann für einen Kryo-Transfer wieder aufgetaut.

Spermiogramm

Wenn es mit einer Schwangerschaft nicht klappt, muss es nicht nur an der Frau liegen. Auch bei Männern kann es zu Fruchtbarkeitsstörungen kommen. Deswegen wird immer ein Spermiogramm gemacht, um die Spermienmenge, -beweglichkeit und -struktur zu untersuchen. Dabei können verschiedene Erkrankungen festgestellt werden. Hier zwei Beispiele aus dem Buch:

Unter einer *Asthenozoospermie* versteht man eine verminderte Beweglichkeit der Spermien im Ejakulat.

Oligo-Astheno-Teratozoospermie ist eine krankhafte Veränderung der Spermien. Hierbei sind zu wenig, zu gering bewegliche und vermehrt fehlgeformte Spermien vorhanden.

Gynäkologische Erkrankungen

Bei einer *Endometriose* verirren sich Schleimhautzellen der Gebärmutter an Stellen außerhalb der Gebärmutter. Die Endometrioseherde findet man am Bauchfell des Beckens, an den Eierstöcken, der Gebärmutterwand, der Blase oder dem Darm. Manche Frauen bemerken diese Herde nicht, weil sie symptomlos bleiben. Sie werden eher zufällig bei einem Ultraschall entdeckt, der aufgrund eines unerfüllten Kinderwunschs gemacht wird.

Das *polyzystische Ovarialsyndrom (PCOS)* hat seinen Namen von den „Zysten" an den Eierstöcken (Ovarien), die eigentlich unreife Eizellen sind. Diese Bläschen kann man gut im Ultraschall entdecken. PCO wird durch eine Störung des weiblichen Hormonhaushaltes ausgelöst. Durch dieses Ungleichgewicht kommt es oft zur Unfruchtbarkeit der Frau.

Blutgerinnungsfaktoren

Gerinnungsfaktoren sind die Proteinbestandteile des Blutes, die der Blutgerinnung dienen. Benannt werden sie mit römischen Ziffern (Faktor I bis Faktor XIII) oder auch medizinischen Bezeichnungen. Bei ungewollter Kinderlosigkeit tritt häufig die *Faktor-V*-Leiden-Mutation auf. Auch der *Faktor-XII*-Mangel und das *von-Willebrand-Syndrom* können Ursachen sein.

Während einer Schwangerschaft kommt es zu diversen physiologischen Veränderungen der Blutgerinnung. Vor allem gerinnt das Blut schneller, damit die Frau bei der Geburt nicht verblutet. Deswegen ist das Thromboserisiko in der Schwangerschaft erhöht. Haben die Frauen dann noch eine unentdeckte Gerinnungsstörung kann es zum Ausbleiben der Einnistung des Embryos und Fehlgeburten kommen.

Danksagung

Ich möchte mich als Erstes bei allen starken Frauen und Männern bedanken, die ihre Geschichte mit mir und den LeserInnen teilen. Ich habe großen Respekt vor ihnen und ihren Lebenswegen. Als ich ihre Geschichten gelesen habe, blieb kein Auge trocken. Wer mich kennt, weiß, dass bei emotionalen Themen die Tränen fließen. Ich wünsche ihnen alles erdenklich Gute für die Zukunft.

Auch meiner wunderbaren Illustratorin Saskia Lackner bin ich für die tolle Zusammenarbeit dankbar. Sie setzt meine Ideen und Änderungswünsche optimal um. So entstehen Illustrationen, die mir zu hundert Prozent gefallen.

Zu guter Letzt danke ich meinem Mann für seine Unterstützung. Er steht immer zu mir und meinen Herzensprojekten.

Die Autorin

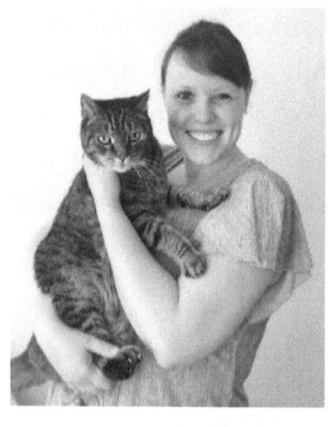

Anja Albert wurde 1984 in der ostthüringischen Stadt Gera geboren. Dort wuchs sie auf, ging zur Schule und absolvierte ihre Ausbildung zur Ergotherapeutin. 2008 musste sie aus beruflichen Gründen ihre Heimat verlassen und zog in die Nähe der hessischen Großstadt Frankfurt am Main. Hier lebt sie mit ihrem Mann, ihrer gemeinsamen Tochter und ihrem Kater.

Seit ihrer Kindheit hat sie eine Leidenschaft für Bücher und in ihrer Jugend entdeckte sie ihr Interesse an der Schriftstellerei. 2022 veröffentlichte sie zwei Kinderbücher und erfüllte sich damit einen großen Lebenstraum.

Das Thema Kinderwunsch begleitete sie erst privat und seit 2019 mit der Gründung ihres Unternehmens „Euer Wunschkind" auch beruflich. 2022 brachte sie eine Kinderwunsch-App auf den Markt. Doch in ihr schlummerte noch der Wunsch, ein Buch zu diesem Thema zu veröffentlichen. Sie wollte den Betroffenen die Möglichkeit geben, ihre Geschichte zu erzählen.

Die Illustratorin

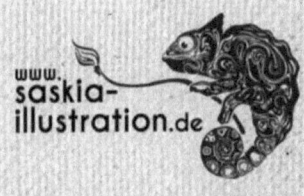

Saskia Lackner
Freischaffende Künstlerin / Illustratorin
Seit 2013 mit eigenem Atelier, in dem auch Mal-
& Zeichenkurse stattfinden.

Mehr Informationen unter www.saskia-illustration.de

"Kunst wäscht den Staub des Alltags von der Seele."
- Pablo Picasso -

Buchempfehlung

Wenn ein Baby vor, während oder nach der Geburt verstirbt, spricht man von einem Sternenkind. Dieser schwere Schicksalsschlag ereilt mehr Eltern, als man vermuten würde. Es bedarf viel Kraft, Zusammenhalt und Zeit, um den großen Verlust zu verarbeiten.

In ihren emotionalen Geschichten erzählen starke Frauen und Männer von ihren Sternenkindern und ihren Wegen, Abschied zu nehmen und Frieden zu finden.

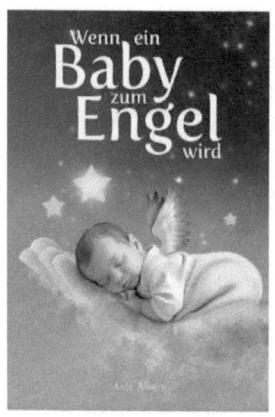